こわいほどよくわかる 新型コロナとワクチンのひみつ

医師 近藤誠
Kondo Makoto

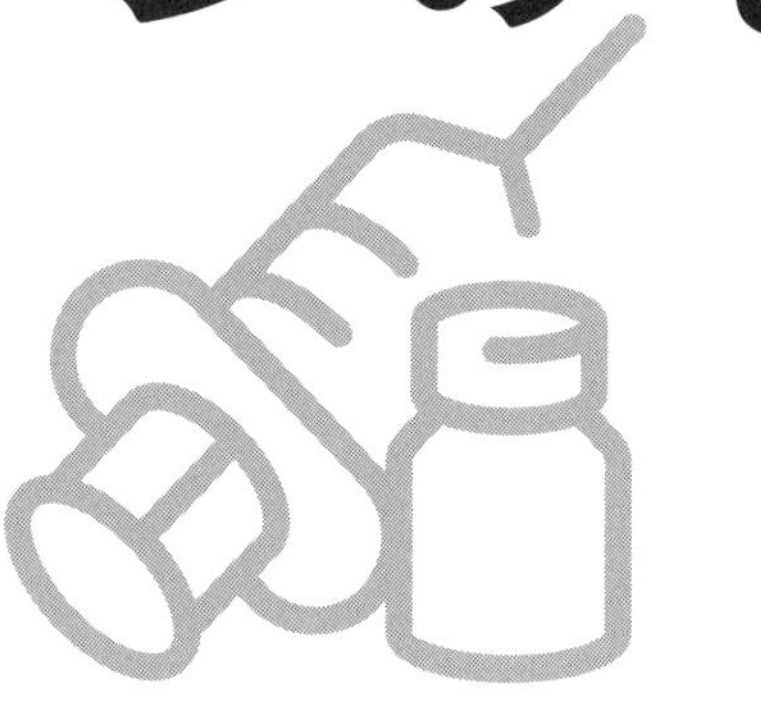

ビジネス社

はじめに

新型コロナウイルスが登場してから1年以上がたちますが、何度も流行をくり返しています。私たちは、この先、当分は、新型コロナと共存しなければならないようです。

他方でワクチンが完成し、日本でも接種が始まりました。しかし後述するように、これまで承認され打たれてきた（他の感染症の）ワクチンには、死に至るような重大な「副作用」がしばしば見られます。そうだとすると、新型コロナやワクチンに関する知識や情報を再点検しておく必要があるでしょう。

というのも新型コロナの流行が始まって以来、テレビなどに登場した言説には、誤《あやま》りが多々あったからです。典型は、死亡リスクの見積もりです。

西浦博《にしうらひろし》・北海道大学教授（当時）の2020年4月に発した、「対策をまったく取らないと、日本で約42万人が新型コロナウイルスで死亡する」との推計と、人と人の接触を8割減らすことの提唱は、自粛《じしゅく》の強化に大いに貢献しました。

しかし実際には年末になっても、死者はその100分の1にも届かなかった。反面、自粛の影響で生活面や精神面が行きづまり、自殺する人が増えました。

本書では、この1年間に発表された研究論文を中心に、重要なテーマについて解説していきます。たとえば、

- 新型コロナウイルスの特徴や、肺炎《はいえん》などの臨床経過
- 免疫《めんえき》システムのしくみや働き方
- とりわけ、以前に別の病原体に感染したことによって生じる「交差《こうさ》免疫」
- マスクは本当に効果があるのか?
- 新型コロナにかかったかな、と思った場合の対処法
- 新型コロナ肺炎の重症化を防ぐクスリの有効・無効
- ワクチンの効果や副作用
- ワクチンは年齢や基礎疾患の有無をとわず、接種したほうがいいのか?

などのテーマです。

日本でも、2021年2月17日にワクチン接種が始まりました。その効果があることを願うばかりです。ただマスコミ報道では、ワクチンの利点が強調される一方、副作用が軽視ないし無視されているように感じます。

というのも、ワクチン接種が一足早く始まった欧米諸国では、接種のあと少なからぬ人たちが亡くなっているのですが、専門家らによって「ワクチンとは関係がない」と決めつけられ、マスコミがそれを真に受ける傾向があるからです。そこで本書では、ワクチン接種後に死亡したケースの「真の死因」を、科学的かつ公正に分析してみます（第7章）。

イギリスや南アフリカなどに登場した「変異株」も気になりますね。感染力が強く、ワクチンが効きにくいのではないか、と。ただ新型コロナは、その性質上、変異しやすいのです。いくら対策を講じても変異株の登場や流行を防げないので、本書でウイルスの性質が理解できれば、日々の「平常心」維持にも役立つはずです。

極めつきはコロナ禍の2020年、日本人の「総死亡数」（心筋梗塞《こうそく》や事故・自殺など、あらゆる死因による死亡数）が減っていた、という事実でしょう。人びとがコロナ感染を恐れ、医療機関への受診を自粛したからのようです。

これまでも医師たちがストライキをした国では、その間、死亡者の数が減るのです。医療行為を原因とする傷害や死亡、つまり「医原病《いげんびょう》」が減るからでしょう（拙著『クスリに殺されない47の心得』）。コロナは図らずも、わが国でも「医原病」で大勢が亡くなっていることを教えてくれたようです。

では、高血圧などの「生活習慣病」で、現在も通院している人たちはどうしたらいいのか。いま飲んでいるクスリを見直すことです。クスリをやめると、新型コロナの重症化を防げる可能性があることを解説しました（第8章）。

新型コロナでは、過去に流行した感染症が、とても参考になります。病原体の種類は違えども、感染症が勃発《ぼっぱつ》して、それがだんだん収束《しゅうそく》していく点は共通しているからです。

なかでも、もっとも重要なのがインフルエンザでしょう。

インフルエンザウイルスは、①新型コロナと同じく「RNA《アールエヌエー》ウイルス」で、②遺伝子が変異しやすい、③ワクチンが重視されている、④過去にパンデミック（世界的な大流行）を引き起こしたなど、新型コロナと共通点が多いからです。

そしてインフルエンザは、感染症対策の「負の側面」についても教えてくれます。

インフルエンザの治療薬で、多数の脳障害や死亡者が生じているからです。

1世紀前に、全世界で数千万人が亡くなったというインフルエンザウイルスによる「スペイン風邪《かぜ》」も、おそらく治療薬による「薬害」です（第3章）。

同じ系統の治療薬は、新型コロナでも使われているので、じっくり検討しましょう。

またインフルエンザワクチンは、学童を中心に、いわゆる「ワクチン禍《か》」を引き起こしたため、全面的に中止になりました。しかし接種は、その後に再開されています。再開するにあたって、何が変更されたのか。インフルエンザの予防効果や副作用はどうなったのか。論ずべきことは多いのですが、世の中にはほとんど知られていません。

そのためもあるのでしょう、インフルエンザワクチンは、今では年間6000万本以上が生産されるまでになっています。インフルエンザやその他のワクチンを検討すると、新型コロナでの課題が見えてきます（第5章、第6章）。

ところで僕は、がん治療を専門としているのですが、感染症について発言するようになったのも、ワクチンなどによる薬害がきっかけです。

感染症の専門家たちが、薬害について秘して語らないため、一般の方々が無知かつ危険な状態におかれていることに気づいたのです。ワクチン被害で将来を閉ざされた子らの姿に接し、涙したことも大きかった。

それで僕は、「インフルエンザ脳症は薬害だった」(『文藝春秋』2001年1月号)、「インフルエンザワクチンを疑え」(同2月号)などの論文を発表してきました。

また「A bad dose of the flu」(インフルエンザに対する悪い処方)を、医学誌『ランセット』に載せたときには、読売新聞が紹介してくれました。「内容が重要だ」、「日本社会に知らせる必要がある」と(担当記者が)考えたからのようです(Lancet 2003;362:2122)。

そして2017年には、各種ワクチンの有効性や必要性について解説した『ワクチン副作用の恐怖』(文藝春秋)を上梓《じょうし》しています。

そうした実績があるので、新型コロナに関する本を著す資格があると思うのです。製薬会社などからなる「医薬品業界」に属する専門家たちとは異なり、利権とは無縁であることも、公正中立な記載になることを担保しているはずです。

読者の皆さんに、本書を読んでよかった、役にたった、と思っていただければ、筆者としてこれに勝る喜びはありません。

2021年2月

近藤誠

第1章 新型コロナって、いったい何？

ウイルスに感染したら、どうなるの？——38

第2章 知っておきたい免疫のしくみ

免疫をめぐる新型コロナの謎——69

第3章

スペイン風邪の教訓

第4章

新型コロナの治療とクスリの話

第5章

誰も教えてくれないワクチンの話

第6章

インフルエンザワクチンが語ること

第7章

新型コロナのワクチンは打ったほうがいいの？

第8章

新型コロナとうまくつきあう方法

第1章

新型コロナって、いったい何？

新型コロナって、どんなウイルスなの？

6種ある従来型コロナ

新型コロナウイルスに関して出回っている情報には、誤《あやま》っているものもあるので、整理しておきましょう（免疫《めんえき》関連は次章）。

コロナウイルスには、6種あることが知られてきました。

そのうちふたつは（新型コロナと同じく）近年になって人間社会に登場し、多くの死者をだして、人びとを驚かせたものです。

ひとつは「**重症急性呼吸器症候群**《しょうこうぐん》」（**SARS**《サーズ》）。

名称からわかるように、肺がやられて呼吸不全が生じます。ただし軽症や無症状のケースも多く、いろいろな面で新型コロナと似ています。

ＳＡＲＳは、中国で２００２年に最初の感染者がでて、アメリカやカナダなど世界に広がり、これまで８０００人以上が感染し、８００人近くが亡《な》くなっています。

ＳＡＲＳウイルスの自然界の宿主《しゅくしゅ》はコウモリと見られています。コウモリから直接ウイルスがヒトに感染したか、もしくは（ハクビシンなど）他の動物に感染し、その動物の肉が食肉市場で売られて人間社会に広まったようです。

ところが２００４年以降は、ＳＡＲＳウイルスへの感染報告がなく、ウイルスは人間社会から姿を消したようです。ただし動物世界には、ウイルスが生き残っている可能性が高い。

なお新型コロナウイルスは、流行の勢いと持続性から見て、ＳＡＲＳウイルスのように人間社会から消えていくことは考えにくい。

もうひとつのコロナウイルスによる感染症は、「**中東呼吸器症候群**」（**ＭＥＲＳ**《マーズ》）です。

ＭＥＲＳも、新型コロナやＳＡＲＳに似て、重度の肺炎《はいえん》が特徴ですが、軽症例や無症状例もあります。

MERSは2012年に中東で初めて発見され、ヨーロッパなど中東以外でも感染者が生じました。これまで2000人以上の感染者がでて、800人以上が亡くなっています。大半がサウジアラビアで発生しており、同国では近年でも感染者がでています。

MERSウイルスの宿主は、ヒトコブラクダであるようです。ラクダに触ったりすることによって感染し、ヒトからヒトへうつることもあります。

風邪の2割程度は「風邪コロナ」が原因

従来型コロナウイルスの、残りの4種は、風邪《かぜ》（感冒《かんぼう》）の原因となるウイルスです。発熱、頭痛、咳《せき》、鼻水、のどの痛み、全身倦怠感《けんたいかん》（ダルさ）など「かぜ症候群」（感冒症状）を引き起こします。

風邪の原因となるものは、ライノウイルスなど多数のウイルスがありますが、風邪全体の2割程度までがコロナウイルスに起因するようです（J Med Virol 2019;91:570）。

これら4種のコロナのうちひとつに感染したことがあっても、他の3種にも感染することがあります。というよりも、大変多いようです。読者もこれまで、1種ないし4種全部のコロナウイルスを経験していることでしょう。

また、ある1種のコロナに感染しても、遺伝子が変異しやすいウイルスなので、人間社会をめぐっているうちに、別のウイルスのようになってしまい、「**再感染**」することがあるようです。

これら4種のコロナウイルスも、自然界の宿主（動物）から何かの機会にヒトに感染し、人間社会に広まったものと思われます。

それぞれのウイルスが人間社会に登場した当初は、今の新型コロナと同じように、多数の死者をだした可能性があります。かりにそうであっても、いつの間にかウイルスが変異して「病原性」が低下したか（＝弱毒化）、ヒトに免疫がついたのでしょう。人びとの脅威にならなくなったわけです。「ロシア風邪」が、おおいに参考になります（第3章）。

新型コロナの正式名称は？

7番目のウイルスである「新型コロナウイルス」はどこから来たのでしょうか。

自然界の宿主はコウモリだとする説が有力です（Lancet 2020;395:565）。

具体的には、①中国の武漢《ぶかん》の海鮮市場で売られていたコウモリから感染した、②武漢のウイルス研究所でコウモリのコロナウイルスを研究していたところ、事故があって外に広まった、などの説があります。

ところが後に、新型コロナは（中国で最初の患者が見つかるより早く）２０１９年９月にイタリアでひそかに流行していた、という証拠が示されました（Tumori 2020:33176598）。前述①、②と矛盾はしませんが、謎は深まるばかりです。

新型コロナによる感染症の名称は、国際的な取り決めにより、「**COVID-19**《コヴィッドナインティーン》」となりました。「ＣＯ」は「corona《コロナ》」、「ＶＩ」は「virus《ヴァイラス》（ウイルス）」、「Ｄ」は「disease《ディジーズ》（病気）」の頭文字をとったもので、２０１９年に人間社会に登場したから「19」です。

ウイルス名は、「**SARS-CoV-2**《サーズコーヴィツー》」と決まりました。前述したＳＡＲＳ（重症急性呼吸器症候群）を引き起こすコロナウイルス（ＳＡＲＳ-ＣoＶ）と構造が似ており、その2番手だからというので「2」がつけられました。なお本書では、疾患《しっかん》名もウイルス名も「新型コロナ」を多用します。

新型コロナウイルスは、どんな構造なの？

新型コロナの場合、感染予防の見地から、その大きさ（サイズ）が問題になります。

この点、コロナウイルスの大きさは「**１００nm（ナノメートル）**」です。「ナノ」というのは、10億分の1という意味なので、「1ナノメートル」は1メートルの10億分の1。「100ナノメートル」の新型コロナは、1メートルの1000万分の1、つまり、1ミリの1万分の1の大きさです。このようにサイズが小さいことが、マスクの効果に影響します（第8章）。

コロナという名称は「太陽」にちなんでいます。皆既《かいき》日食のときに（漆黒の）太陽のまわりに輝く光輪（光冠・王冠）が見られますね。これが「コロナ」です。

むかし電子顕微鏡が開発されたとき、ウイルスを観察すると「球形」で、光輪をもった太陽の姿に似ていたので、「コロナウイルス」という名がつきました。

その後、電子顕微鏡の解像度があがると、光輪のように見えたものは、ウイルス表面につきでた無数の「小さな突起」であることがわかりました。「ウニ」のトゲ（突起）を短く切りつめた格好を想像するとよいでしょう。

次ページの**図1**にあるように、この突起は「**スパイクタンパク**」（**Sタンパク**）と呼ばれ、新型コロナがヒトに感染する際に必要不可欠です。もしこのスパイクタンパクがないと、ウイルスがヒトの細胞に接触しても、はね返されてしまい、何も起きないからです。

ところがスパイクタンパクは、ヒトの細胞の表面にある「**ACE2**《エーシーイーツー》**（アンギオテンシン変換酵素2）受容体**」に結合（付着）できます。

両者は「カギ」と「カギ穴」のような関係にあって、ピタリとはまり、そこからウイルスの細胞内への侵入が始まるのです。

逆に言うと、**ACE2受容体が存在しない細胞には、新型コロナウイルスは付着できず、細胞内への侵入は不可能です。**

なお世界各国で開発されているワクチンは、その多くがこのSタンパクを攻撃目標としています。Sタンパクの働きを封じこめれば、ウイルスが細胞内に侵入しない、つまり感染が防げる、と考えてのことです（第7章）。

細胞内への侵入と複製のしくみ

新型コロナウイルスは、「遺伝子」を「外膜」がつつんでいます。この外膜に「刺さっ

図1　新型コロナウイルスの構造

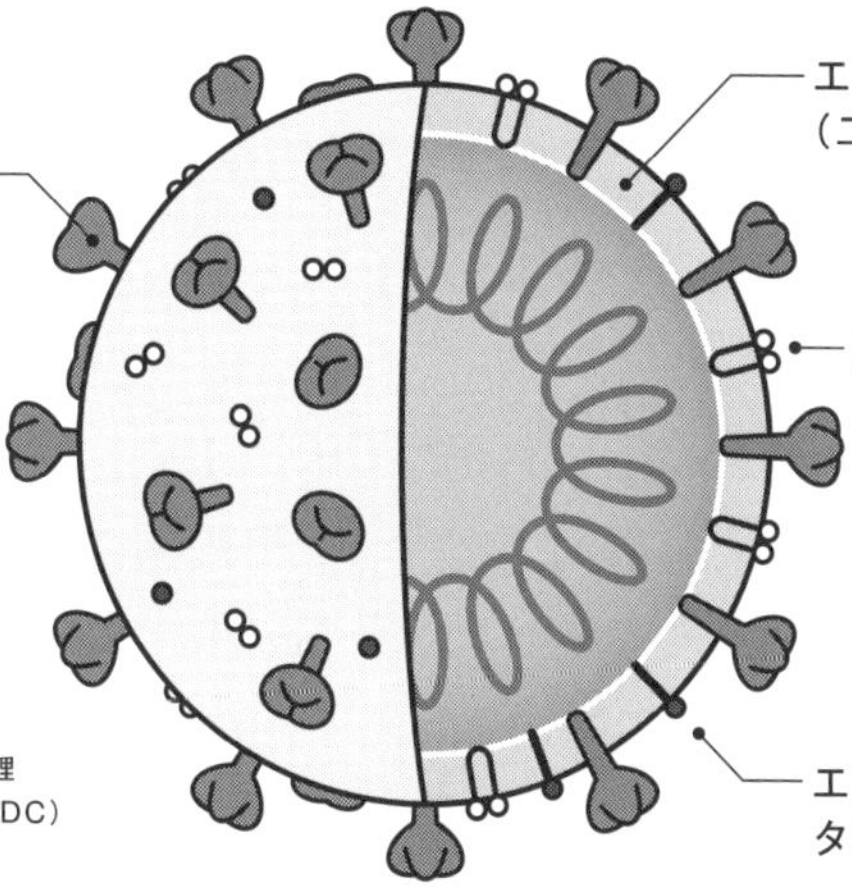

アメリカ疾病管理
予防センター（CDC）
の構造CGより

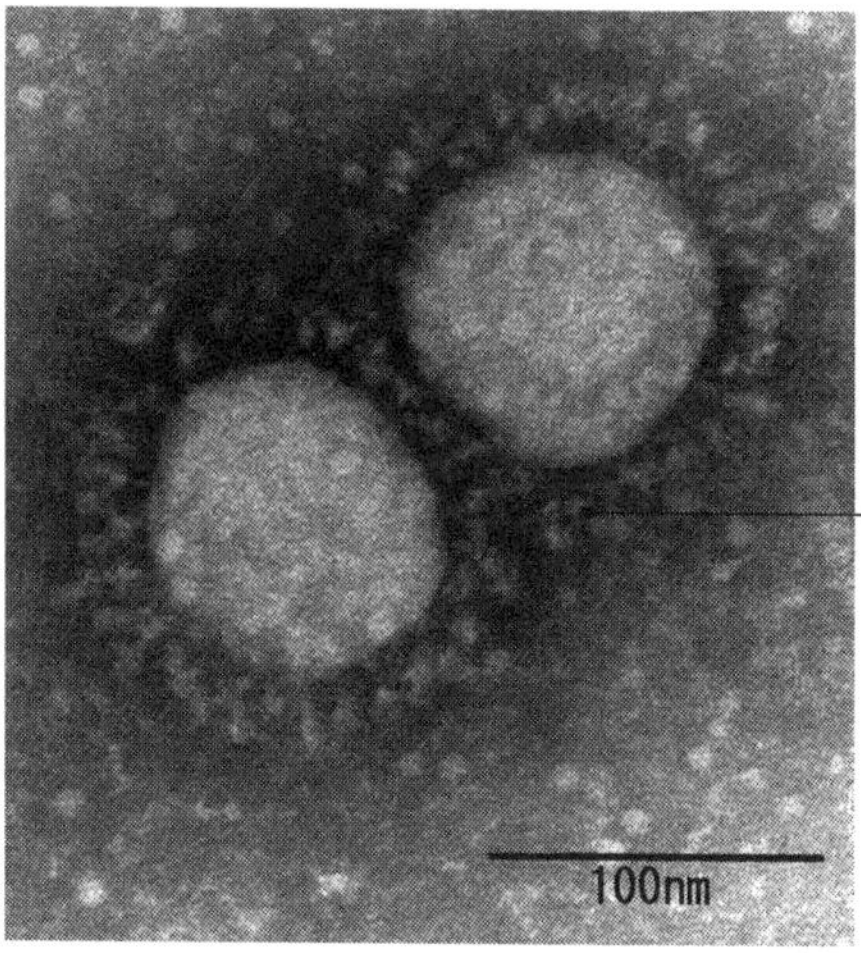

新型コロナウイルス粒子（変異株）の電子顕微鏡画像

出典：国立感染症研究所ホームページ
（https://www.niid.go.jp/niid/ja/basic-science/virology.html）

たような」格好で、たくさんのSタンパクが取りついているのです。

さてSタンパクがヒトの細胞のACE2受容体に結合すると、それをきっかけとして「細胞の膜」とウイルスの「外膜」が融合し（溶け合って）、ウイルスの遺伝子が細胞内に放たれます。

これがウイルスの侵入です。次は遺伝子が、自分自身を複製する番です。


新型コロナウイルスの遺伝子は、ヒトなど生物の遺伝子が「DNA《ディーエヌエー》」であるのと異なり、「**RNA**《アールエヌエー》」（**リボ核酸**）という物質からできています。RNAの長い鎖に、「遺伝情報」が含まれ、それを設計図としてタンパク質が合成されるのです。

なおRNAには種類があり、新型コロナのそれは「**mRNA**」（**メッセンジャーRNA**）ですが、本書では単に「RNA」、「RNAワクチン」などと表記します。

新型コロナウイルスのRNAには、ウイルスの外膜成分やスパイクタンパクなど、何種類ものタンパク質を合成するための「遺伝情報」が載っています。

しかしウイルスは、その定めとして、自己のタンパク質を複製するための「装置」が不十分です。遺伝情報だけでは、タンパク質を合成できないのです。

さらに、自己のＲＮＡを複製するための「装置」も不十分。スパイクタンパクなどとともに、ＲＮＡをつくらないと、両者を組み合わせて（新たな）ウイルス粒子を製造（複製）できません。

そこでコロナウイルスのＲＮＡは、侵入した細胞内のいろいろな装置を乗っ取ります。ウイルスＲＮＡがそれら装置の司令塔となり、自分の思う通りに動かすのです。

主な作業はふたつあります。

ひとつは（自身のＲＮＡを設計図として）ウイルス粒子の成分である「さまざまなタンパク質」を合成させること。ふたつめは（これも自身のＲＮＡを設計図として）「同じＲＮＡ」を複製させること。

その結果、細胞内にウイルスのＲＮＡとタンパク質がたくさんそろい、ウイルス粒子《りゅうし》が完成します。ひとつの細胞内で完成（複製）するウイルス粒子は、数百個以上と言われます。それが細胞外に飛びだして、別の細胞にとりつき、侵入・複製を繰り返すわけです。

この侵入・複製のサイクルは、免疫システムが稼働して、ウイルスを殺せるようになるまでつづきます。

新型コロナが取りつく部位と臓器

人体のどこの部位《ぶい》や臓器にウイルスの受容体が存在するか、は重要な問題です。それによって、ウイルスの侵入経路や、感染症状の出方が変わってくるからです。

インフルエンザと比較してみましょう。

ヒトに感染するインフルエンザウイルス（A型）の場合、受容体の中心物質は「**シアル酸**」です。シアル酸は、咽頭《いんとう》、鼻の奥など「上気道《じょうきどう》」と呼ばれる部位の「粘膜《ねんまく》細胞」の表面にあります。そのため、ヒトのインフルエンザウイルスは、まず上気道の細胞にとりつき、そこで増殖します。

インフルエンザで、くしゃみ・鼻水がでるのは、上気道でウイルスが増殖し、それに対して免疫《めんえき》システムが反応しているのが原因です。

ちなみに、人びとを（一時期）恐れさせた「鳥インフルエンザ」では、受容体となる「シアル酸」は（ヒトでは）「下気道《かきどう》」の肺細胞に存在します（Crit Rev Microbiol 2011;37:157）。

ところが鳥インフルエンザウイルスは、肺のほうまで入って行きにくいため、ヒトに感染しにくいのです。それゆえでしょう、ヒト―ヒト感染はほぼ生じません。ただ養鶏場など、鳥との接触が濃厚な場所では、ウイルスがたくさんいるので、ヒトへの感染が生じることがある、と考えられています。

新型コロナウイルスはどうでしょうか。スパイクタンパクが結合する「ACE《エーシーイーツー》2受容体」は、いろいろな臓器に存在しています。

たとえば鼻・咽頭・口腔《こうくう》など（上気道）の粘膜や、小腸の細胞にもACE2受容体があります。これらの部位がウイルスの侵入経路になりうる、ということです。

肝腎《かんじん》なことにACE2受容体は、肺の細胞にも存在しており、これが新型コロナで重篤《じゅうとく》な肺炎が生じやすい原因のひとつであろう、と考えられています。

鳥インフルエンザの場合には（前述したように）ヒトの受容体はもっぱら肺細胞にしか存在しないので、ウイルスはそこまで到達しにくい。それで人間に肺炎が生じることはまれです。

しかし新型コロナの場合には、受容体が上気道にもあるため、ウイルスは、まずそこで数を増やす。そして（数を増やした）ウイルスが下気道（気管支《きかんし》・肺など）に移動して、肺炎を引き起こす、ということのようです。

そのほかACE2受容体は、心臓、肝臓《かんぞう》、腎臓《じんぞう》、脳、膵臓《すいぞう》などの細胞表面にも存在しています。

新型コロナの感染時に、それらの臓器がおかされる可能性がある、ということです（J Pathol 2004:203:631）。

PCR検査って、どんな検査？

新型コロナと確定させるためには、検査が必要です。

検査法には「**抗原検査**《こうげんけんさ》」や「**抗体検査**《こうたいけんさ》」もありますが、「**PCR**《ピーシーアール》」（polymerase《ポリメラーゼ》 chain《チェイン》 reaction《リアクション》）という、遺伝子の検査を実施するのがふつうです（抗原や抗体については次章）。

PCR検査は、鼻の奥に綿棒《めんぼう》を差し入れて、鼻咽頭《びいんとう》液をぬぐい取るのが本来のやり方です（なお日本では、唾液《だえき》を用いるPCR検査も実施されている）。それを専用装置にかけて、ウイルス遺伝子を複製するよう努め、そのあと実際に増えているかどうかを判定します。

ウイルス遺伝子が増えていれば「陽性」、増えていなければ「陰性」です。

ただ新型コロナのPCR検査は、「偽陰性《ぎ》」結果が多い。本当は新型コロナに感染しており、PCRで「陽性」と判定されなければならないのに、「陰性」と判定されてしまうケースです。

そうなる理由は主にふたつあります。

ひとつは鼻咽頭にウイルスがいるのに、綿棒でぬぐい取れなかった場合。

ふたつには、新型コロナに感染しても、つねに鼻咽頭にウイルスが豊富に存在しているわけではない。ウイルスが少ない時期だと、綿棒ですくい取れない可能性が高くなるわけです。

それやこれやで、**正しい時期に検査しても、ＰＣＲ検査の「偽陰性」率は30％程度にもなるようです。ウイルスがあまり存在していない時期に検査すれば、偽陰性率はもっと高くなります。**

それゆえＰＣＲが陰性の場合にも、新型コロナの感染を否定することはできないわけです。また、「ウイルス陰性」という結果がでても（じつは感染していて）翌日の検査では「陽性」とでるかもしれない。――海外渡航の前に要求される「ＰＣＲ検査陰性証明書」（非感染証明書）なるものは、実効性が疑わしいのです。

PCR検査で「偽陽性」が増えるわけ

ふつう検査は、ていねいにするほど正確さが増す、と考えられていますよね。

しかしPCR検査の場合は、ていねいにするほど「偽《いつわ》りの患者」が生まれてしまう、という特徴があります。なぜか。

PCR検査では「サイクル数」が肝腎です。1本のウイルス遺伝子を「倍」にする操作を1度した場合が「1サイクル」で、2度すると「2サイクル」です。

つまり1サイクルごとに、遺伝子の本数は2倍、2倍と増えていくので、30サイクル回すと、最初1本だった遺伝子の数は「10億本」にもなります。

そのためウイルスを検出するには、サイクル数を増やすほど、有利になります。つまり「陽性」割合が増える。

しかしサイクル数をむやみに増やして得られた「陽性」ケースは、ウイルスは死んでいたり、感染能力を失っている可能性が高い。つまり「感染力」の観点からは「偽《ぎ》陽性」ということになります。

感染力があるウイルスを見つけるには「何サイクルまで」が適当かというと、33～34サイクル程度まではないか、という研究報告があります。それ以上サイクル数を増やすと、感染能力がないケースを「陽性」判定することになる、「偽陽性」が増えるというのです(Eur J Clin Microbiol Infect Dis 2020;39:1059)。

別の報告では、ＰＣＲ検査のサイクル数を多くして「陽性」となった患者からは、培養可能な（つまり他人に感染可能な）ウイルスは検出できなかった。サイクル数が「28・４以下」で陽性となった場合だけ、ウイルスが培養できた、と（N Engl J Med 2021;384:671）。

日本では、なぜか40サイクルも回している検査所が多いので、多数の「偽陽性」患者を生みだしていると考えられます。ご用心。

ウイルスに感染したら、どうなるの？

新型コロナの症状とは？

新型コロナの症状は、基本的には風邪《かぜ》（感冒《かんぼう》）と同じです。
発熱、咳、鼻水、のどの痛み、頭痛、倦怠《けんたい》感などが見られます。頻度《ひんど》は少ないですが、おう吐や下痢《げり》などの消化器症状が見られることもあります。他のウイルスによる感冒やインフルエンザと大差ないので、これらの症状から新型コロナと診断することは困難です。重度の症状については後述します。

新型コロナでは嗅覚《きゅうかく》や味覚《みかく》が失われることも多く、有症状者の8割に見られた、などという話もあります。ただ、風邪（感冒）やインフルエンザでも、味覚や嗅覚が失われることがあるため、それだけから新型コロナと診断することはできません。

嗅覚異常の原因としては、①ウイルスが神経ないしその近くの細胞を傷つける、②ウイルスに対する免疫反応が、神経を巻き添えにする、などの機序《きじょ》（働き）が考えられます。

味覚異常の原因としては、上記①、②に加え、③嗅覚が変化したため、味の感覚が変調をきたす、ということもあるようです。

なぜ、ほとんどの人は重症化しないの？

新型コロナは軽症ないし無症状ですむ人がほとんどです。

よく言われるのは、感染しても症状がでない人や、症状が軽い人が全体の８割。残りの２割が、症状が中等ないし重症で、死亡する人もでる、と。

ただ、この割合を真にうけるのは間違いです。ＰＣＲ検査の数を増やせば、いくらでも（無症状の）感染者が見つかるからです。どの国でも、実際の感染者数は、「ＰＣＲ陽性」となった人数より、ずっと多いはずです。

とくに日本では、途中から検査数を大幅に増やしたので、その後の（感染者数の）増減は（コロナ流行状況の判定材料としては）参考にしがたい。**真に参考にすべきは、重症者の実数や、死亡した人数です。**

昨年（2020年）11月に生じた第三波で、感染者数（検査陽性者数）が急増したことについては、PCR検査の数を増やしていたことも影響しているでしょう。

新型コロナウイルスは、人間社会に新しく登場したウイルスです。したがって世界の誰も、新型コロナに対する「免疫」を持っていなかったはずなのに、感染しても無症状ですむ人がたくさんいるのは、不思議に思えます。

ただ、症状がでない理由は、主にふたつのことが考えられます。

ひとつは、新型コロナウイルスは基本的には、病原性が弱いウイルスである、というもの。感染しても無症状か、軽症ですむのが一般的で、重症化する人は「基礎疾患《しっかん》」などの「危険因子《いんし》」を持っているから、と考えられているのです。

ふたつ目は、新型コロナウイルスは病原性が強いけれども、それに対する部分的な免疫を持っている人が多く、重症化を防げている、というもの。これは次章で検討します。

新型コロナでは、「元気な人が突然死した」と、ときどき報道されますね。家族や知人が訪問したら、ばったり倒れていた、などと。

ただそういうケースは、本当に新型コロナで亡くなったのかどうかが不確かです。高齢者では、脳卒中《のうそっちゅう》、心筋梗塞《しんきんこうそく》など、突然死する疾患が少なくないからです。

それらの疾患によって突然死しても、死後のＰＣＲ検査で「陽性」判定がでると、えてして新型コロナで亡くなったことにされてしまいます。

このコロナ禍において、行政や警察が突然死ケースをどう扱っているかは、僕にはよくわかりませんが、「コロナ陽性」と判明したあとでは（担当者が感染するリスクをおかして）あえて解剖することは少ないはずで、真の死因究明を妨げていることでしょう。

しかしもちろん、元気に生活していたように見えても、新型コロナ肺炎にかかっていた可能性はあります。

その場合、（後述する）「ハッピーな低酸素血症《けつしょう》」状態にあって、感染の事実に気づかなかった。そしてその後に、呼吸状態が急に悪化して死亡した、という可能性も考えられます。

新型コロナで亡くなるということ

医師が診ているのに、新型コロナが重症化した典型例を見てみましょう。

世界一の格式をほこる医学誌『ニューイングランド・ジャーナル・オブ・メディスン』（2020年7月23日号）に掲載されたアメリカ人のケースです。新型コロナによる死亡例は、肺炎を原因とする場合が多いのですが、このケースも然《しか》りです。

【新型コロナによる死亡例】

●元気だった76歳の女性に「鼻づまり」が生じた。発熱や咳はなかった。それから4日後にも、地元クリニックの主治医と電話で話をしていた。

●その2日後（鼻づまりから6日後）、息子が家を訪ねると、本人は（精神が）混乱しており、大小便を失禁《しっきん》していた。救急車が呼ばれ、かなりの「低酸素血症」であることが判明し、（ハーバード大学系列のマサチューセッツ総合病院に）入院となった。入院後の経過は以下の通り。

●患者は医師に、「ふるえはあるが、熱や息切れはない」と。しかし体温は38・8℃。鼻からの酸素吸入によって、低酸素血症は改善していた。肺の聴診《ちょうしん》では異常音なし。鼻からの綿棒検査で、新型コロナウイルス陽性。
●ＣＴ検査では、（新型コロナに特徴的な所見である）「すりガラス状の陰影《いんえい》」（後述）が何所にもあった。
●新型コロナ肺炎による「急性呼吸不全《ふぜん》」と診断。本人とは意思疎通ができないため、医師は家族と方針を話し合った。
●患者は最近、地元の主治医に「何が起こっても、人工呼吸器につながないで」と語っていたことが判明。それで気管に（人工呼吸器用の）チューブを挿入《そうにゅう》することはせず、万一のときの「心肺蘇生術《しんぱいそせい》」もしないことを決定。
●種々《しゅじゅ》の投薬にもかかわらず、呼吸や全身状態はますます悪化したが、緩和的なケアだけにとどめた。入院してから６日目に死亡（N Engl J Med 2020;383:380）。

新型コロナの肺炎はウイルス性

インフルエンザでも高齢者を中心に、肺炎がよく見られ、亡くなる方も多々おられます。

しかし肺炎の実際は、新型コロナのそれと大きく異なります。

両者を比較すると、新型コロナについて理解がいっそう深まるでしょう。また第3章で検討する、インフルエンザの大流行である「スペイン風邪」の死因検討にも役立ちます。

さてインフルエンザでは、それにともなう肺炎が、ウイルス自体によって生じることはほぼ皆無《かいむ》です。

というのも、(32ページで述べたように)肺の細胞に「シアル酸」という、ウイルスが結合するための受容体が欠けているからです。そのため、上気道に侵入したインフルエンザウイルスが、もし「下気道」に入っても、肺細胞にもぐり込むことができず、増殖できないのです。

結果、インフルエンザにともなう肺炎は、「肺炎球菌《はいえんきゅうきん》」などによって生じる「**細菌性肺炎**」がほとんどです。

そしてこの場合、肺炎が生じている(空気が出入りする)スペースである「肺胞《はいほう》」には、白血球《はっけっきゅう》など「炎症細胞」がぎっしり詰まっています。そのため肺炎部分は、解剖時に手でさわると、あたかも肝臓のように硬く、CTで撮影すると、真っ白に写ります。「肝変《かんぺん》」(hepatization《ヘパタイゼイション》)と呼びますが、「肉化《にくか》」ですね。

なお「肺胞」は、ごく小さな袋状のスペースで、気管支《きかんし》の先にブドウの房のように多数が付着し、そこで酸素と炭酸ガスが交換されます。その数、肺全体で数億といわれます。

これに対し、新型コロナウイルスの受容体である「ACE2《エーシーイーツー》」は、肺細胞に豊富に存在するため、ウイルスが下気道に到達すると、肺内で増殖することができます。つまり新型コロナ肺炎は、(インフルエンザ肺炎のような)「細菌性肺炎」ではなく、「**ウイルス性肺炎**」です。

新型コロナ肺炎の特徴は、空気が出入りするスペースである「肺胞」に、すき間があることです。つまり、呼吸するための空気が(多少とも)出入りできている。そのため肺炎が生じても、軽症ですむ人が少なくないのでしょう。

またCT検査で見つかる炎症部位は、肺胞に多少は空気(CTでは黒く写る)が含まれているがゆえに、「真っ白」には写らず、灰色(グレイ)に写ります。それで「**すりガラス様《よう》**」(**すりガラス状陰影**)に見える、ということのようです。

死にかけても苦しくない「ハッピーな低酸素血症」

先の76歳女性のケースは、本人は息切れや息苦しさをほとんど感じていないのに、調べてみると、血液中の酸素が不足しており、「低酸素血症」と判定されました。そして間もなく、「急性呼吸不全」状態になってしまった。

新型コロナ肺炎の特徴的な姿です。

このように、低酸素血症があって呼吸が苦しいはずなのに、本人は息苦しさを感じていない状態は「**ハッピーな低酸素血症**」（happy hypoxemia）と呼ばれます。死にかけているのですから、「幸福」ではありえませんが、患者本人には「不幸感」がない。この呼び名は、学術論文のタイトルにも登場しています（Respir Res 2020;21:198）。

なぜ酸素不足なのに、呼吸苦を感じないのでしょうか。それは脳がだまされているからです。

もし低酸素血症がある場合、そのままにすると、いろいろな臓器《ぞうき》が（酸素不足のため）機能不全におちいり、本人が亡くなってしまいます。そこで低酸素血症が生じると、脳はそれを感知して神経指令をだし、呼吸筋を動かし、十分な空気を取り入れようとします。

同時に脳のはたらきで、本人は「息ができない、苦しい」と感じるようになります。呼吸苦を感じるため、本人は意識して呼吸回数を増やし、大きな呼吸をするようにもなるわけです。

このように、呼吸のすべての側面で「脳」が関係してくるのですが、新型コロナではさまざまなしくみが「脳をだます」ように働くのです。俺様（脳）が思うところ、「まだ酸素は足りているぞ」と（前掲Respir Res）。

岡江久美子さんは、なぜ重症化した？

タレントの岡江久美子《おかえくみこ》さんは、63歳の若さで新型コロナ肺炎のため死去されました（２０２０年４月23日）。それが世間の恐怖心を一層あおったわけですが、岡江さんには、何か基礎疾患があったのでしょうか。

岡江さんの死亡直後、ネットでは「ヘビースモーカー説」が流れました。それならば説明がつきますが、喫煙者だったことは遺族が否定されたので、それを信じることにしましょう。

岡江さんは、初期の乳がんで（２０１９年末に「がん」を摘出《てきしゅつ》する）乳房《にゅうぼう》温存手術をうけています。年が明けてからは（１月から２月まで乳房に）放射線治療をうけており、（２０２０年４月に）コロナ肺炎が発症し、重篤《じゅうとく》化した、という経過です。

死亡直後には（所属事務所が）「放射線治療によって免疫力が低下していたことが、重症化した原因ではないか」と指摘。そのためテレビ番組はどこも、「**放射線・免疫力低下説**」でもちきりでした。

たとえば「コロナの女王」岡田晴恵《おかだはるえ》氏（白鷗大学教授）は、

「63歳で、乳がん治療で、放射線治療をやっているとなると、免疫はかなり抑制されていたのだろう」

とコメント。

しかし、これは明らかな間違いです。僕は慶應病院時代、数千件の「乳房温存療法」を実施してきましたが、（乳房に放射線をかけたぐらいで）免疫状態が悪化して肺炎などの感染症が発症するケースは皆無でした。悪化しないことは理論的にも明らかなので、乳房の放射線治療に際し、（免疫状態の指標となる）白血球数を測ったことも皆無でした。

なぜ（放射線治療の専門家ではない）岡田氏がウソを口にしたのか。「コロナ関連の専門家」と持ち上げられてきたので、専門外についても「よく知らない」とは言えない状況や心理におちいっていたのでしょう。

では、事務所が放射線の話をもちだしたのは、なぜか。

放射線と免疫低下を（無理やり）結びつけるのは、よほどの専門知識がないと難しいはずです。医師などの入れ知恵による可能性があります。

つまり乳がんだった岡江さんは、抗がん剤治療をうけていた可能性が高く、それだと白血球数の低下が生じ、免疫状態ははっきり低下します。

他方で岡江さんは、抗がん剤を販売するメーカーのＣＭに長年、出演していました。

それやこれやで、担当医もしくはメーカーが（抗がん剤のイメージを守るため、放射線に罪をなすりつけようとして）岡江さんの事務所の人間に入れ知恵したのではないか、と僕は見ています。

新型コロナは再感染するの？

インフルエンザの場合、一度かかっても次の年に（ふたたび）感染するケースが多々あります。

これはインフルエンザが「ＲＮＡウイルス」であり、ＲＮＡでできた遺伝子が変異《へんい》しやすいからです。

感染して「免疫」ができても、ウイルスが変異してしまうと、免疫システムにとっては「新しいウイルス」が来たのと同じことになるのです。

風邪のコロナウイルスも、インフルエンザと同じRNAウイルスで、遺伝子が変異しやすいことが知られています。感染しても1年以内に「再感染」するケースもあります。そのため新型コロナでも、「再感染」があるのでは、と予想されていました。そして実際、再感染ケースが報告されたのです。

患者さんは香港在住の33歳男性で、初回は、風邪症状があって検査されて新型コロナと判明。自然に軽快しました（2020年3月）。

2度目の感染が判明したのは5カ月後です。イギリスなどを訪問したあと、8月に香港に戻り、空港での検査で新型コロナ陽性と判明しました。ずっと、無症状でした。

これら2回のウイルスを解析すると、両者の遺伝子は別種のそれと言えるほど、互いに違っていることがわかりました（Clin Infect Dis 2020;ciaa1275)。

その後も、再感染ケースの報告が相次いでいます。

再感染が確認されたことは、いろいろな方面に影響を与えますが、ことにワクチンの有効性に疑問符がつきます。

Q1 新型コロナのウイルスに感染した場合、症状がでてくるのはいつですか？

A

感染してから症状を発するまでを「潜伏期間」といいますが、その期間の長さは、研究報告によってマチマチです。

しかし、報告を見渡してみると、おおむね感染してから2～14日以内に症状が生じるらしい（Ann Intern Med 2020;172:577）。

また半数は、感染してから5～7日以内に症状が生じるようです（Sci Adv 2020;6:eabc1202）。

Q2 無症状の感染者から、ウイルスが他人にうつる可能性について教えてください。

A

感染者が鼻咽頭《びいんとう》に有するウイルス量は、無症状でも有症状でも変わらないようです（JAMA Intern Med 2020;180:1）。

無症状の感染者は、その後も無症状がつづく場合と、症状がでてくる場合とがあります。

無症状の人が、いつから他人に感染させることができるかは、研究するのが難しいのですが、かなり確実な研究では、症状を発する3日前に感染させたケースが報告されています（N Engl J Med 2020;382:970）。

Q3 新型コロナは、どのように感染しますか？

A

新型コロナの感染形式としては（当初から）、①飛沫《ひまつ》感染、②接触感染、③空気感染が考えられていました。

このうち「飛沫」とは、しゃべったり、歌ったり、咳《せき》をしたときにでてくる、目に見えないほどの細かな「ツバ」や「痰《たん》」のことで、なかにウイルス粒子を含んでいます。飛沫が到達する距離は2メートル以内とされ、「ソーシャル・ディスタンス」の根拠となっています。

そして飛沫が物の表面に付着し、それを触って生じるのが「接触感染」。

これに対し「空気感染」は、５マイクロメートル未満のごく微細な飛沫やウイルス粒子が空中をただよい、それによって感染することを言います。

以前は、新型コロナでは飛沫感染と接触感染だけが生じる、と考えられていました。この点、（ダイヤモンド・プリンセス号に乗船して耳目《じもく》を集めた）岩田健太郎《いわたけんたろう》（神戸大学）教授も「空気感染は生じない」と断言しています。

しかしその後、新型コロナは空気感染することが明らかになっています（JAMA Intern Med 2020;180:1665）。そのため専門家たちも空気感染を（いつの間にか）認めるようになりました。

「室内の換気が重要」と言われだしたのも、空気感染を前提としたことなのです。新型コロナ対策としてのマスク着用が（第８章で示すように）無効であることにも、空気感染であることが大きく関係しているでしょう。

ただ専門家たちは、空気感染を否定してきた手前でしょう。「改説しました」と公言しないので、一般の方々が誤解させられたままになっています。

Q4 新型コロナは「ただの風邪」ですか？

A

日本では、重症化する人も死者も少ないため、「ただの風邪《かぜ》」だとの主張があります。それに対し、「もっと重大な感染症だ」という反論もある。

思うにこれは、どちらが正しいというのではなく、すべてのケースを一律に考えようとするために生じる対立ないし弊害《へいがい》でしょう。

つまり、重症化して亡くなる人や遺族にとっては、ただの風邪ではなく、凶悪なウイルス感染症だとしか思えないはずです。また、入院してくる重症患者を手当てしている医療者にとっても、ただの風邪とは感じられない。

その一方で、感染しても無症状なケースや軽症例では、本人や周囲の感覚としては、従来型の風邪コロナと新型コロナと大同小異《だいどうしょうい》であるはずです。

現在のところ、新型コロナのどこに着目するかで、意見が違ってくるわけです。

ただ将来は、人びとが免疫を獲得するか、ウイルスが弱毒化するかして、みんなにとって「ただの風邪」になることでしょう。

Q5 新型コロナは変異しやすいと聞きますが、なぜですか？

A

ウイルスの変異とは、遺伝子をかたちづくる「塩基《えんき》」が消失し、もしくは別の塩基と入れ替わることを意味します。新型コロナの遺伝子は、約3万個の「塩基」からなっており、2週間に1個の割合で塩基が入れ替わります。

他にインフルエンザのウイルスも、変異しやすいことで有名です。

ヒトなどの細胞の遺伝子は、DNAからできている「DNA遺伝子」で、変異しにくいのですが、それは「DNAの鎖《くさり》」が「2本」からみあっているからです。片方のDNA鎖《さ》の塩基が消失しても、向かい合う他方のDNA鎖の「塩基配列」を参考（手本）にして、修復できるのです。

ところが新型コロナやインフルエンザでは、RNA遺伝子は「1本鎖」です。1本しかないRNA鎖の「塩基配列」が変わってしまうと、手本になるものがありません。そのため変化した塩基配列はそのままとなり、「変異ウイルス」になるのです。

Q6 ウイルスが変異する場合、「弱毒化する方向に変異するはずだ」と聞きました。本当ですか？

A

もしウイルスの「病原性」が強くなると（＝強毒化）、宿主《しゅくしゅ》たるヒトを殺すことになり、ウイルスも一緒に死んでしまうので、自分（ウイルス）が生き延びるうえで不利な方向には変化しないはずだ、と言われるわけです。

しかしウイルスは、意思も目的も持たないので、自分に有利な方向にだけ変異する、ということはないはずです。変異後のウイルスが強毒化することは十分ありえます。

新型コロナの場合、もし強毒化しても、ウイルスの潜伏期間は長いので、その間にさらに別の人に乗り移れるはずです。つまり強毒化しても宿主とともに死に絶えることはないでしょう。

現在のところ、新型コロナが強毒化したという確かな証拠はないのですが、近時出現している変異株のなかには、強毒化したものがあるのでは、と推察されています。

これに対し、変異によって弱毒化したウイルスが出現したことは知られています。しかし、いつの間にか自然消滅し、人間社会から消えてしまいました（Lancet 2020;396:603）。

Q7 新型コロナの流行は、いつ終息《しゅうそく》するのでしょうか？

A

推測になりますが、お答えします。

新型コロナは、感染しても無症状のケースが多く、感染者を把握するのは困難です。感染してから発症するまでの潜伏期も、（Q１で見たように）２〜14日と、インフルエンザ（１〜４日）よりも長い。これらは、新型コロナが蔓延《まんえん》するのを助けます。

また、ウイルス遺伝子が変異しやすいことも、再感染・再流行を助けるでしょう。結局、新型コロナウイルスが人間社会から排除されることはない、と覚悟すべきです。

ただインフルエンザと同じく、時間がたつうちに、流行があっても問題が起きにくくなると思います（第6章）。

第2章

知っておきたい免疫のしくみ

免疫の働きと暴走するしくみとは？

抗体が病原体に結合して無力化する

免疫《めんえき》のしくみは大きく、「**自然免疫**」と「**獲得免疫**」（**＝適応免疫**）に分かれます。前者が新型コロナにどの程度かかわるかは不明なので、後者について検討します。

ただ獲得免疫にも「**抗体**《こうたい》**免疫**」（**＝液性免疫**）と「**細胞免疫**」があり、両方とも解説すると読者が混乱するのでは、と恐れます。両者は共通する点も多いので、本章では主として「抗体免疫」を取りあげ、最後に「細胞免疫」に触れることにします。

免疫システムは「自分のからだをつくるタンパク質・細胞・組織などを自ら攻撃しない。

ウイルス・細菌・毒素など（外部からの）『敵』を攻撃してやっつける」というのは常識ですね。

前者を自分自身の一部という意味で「自己《じこ》」。後者（外部からの敵）を「非《ひ》自己」と呼ぶならわしです。

ヒトの免疫反応の中心物質は「**抗体**《こうたい》」です。これが「**抗原**《こうげん》」である病原体と結合して、病原体を無力化します。**抗体は「タンパク質」です。体内の「リンパ球」がアミノ酸から抗体を合成して、血液中に放出しています。**

ひとつのリンパ球は、1種の抗体しかつくらない（つくれない）という点が肝腎《かんじん》です。そして1種の抗体は、ある特定の「抗原」にしか結合しない（結合できない）という特徴もあります。いわば、カギとカギ穴の関係になっています。

無数の抗体をつくるリンパ球

ただヒトが生きていく間には、どういう病原体が襲ってくるか、予想がつきません。そのとき、もし（来襲した）病原体（抗原）に結合する抗体が存在しなければ、ヒトは簡単にやられてしまいます。

そこで人体は、たくさんの（いろいろな）抗体を用意して、どのような抗原（病原体）がやって来ても対応（結合）できるようにしています。その数なんと「数百万種」以上と言われています（正確に数えられないので、おおよその見当）。

ですが、個々のリンパ球は（前述したように）1種の抗体しかつくれない。ということは人体には、数百万種のリンパ球が存在するのか？

その通りです。それぞれ違った抗体をつくるリンパ球が数百万種、体内にあるのです。

胎児のときにリンパ球は選別される

ところでヒトの抗体が、「自己」の組織に結合できると、その人は病気になり、悪くすると亡くなってしまいます。

そこで「自己に結合可能」な抗体が出回らないよう、それを産生《さんせい》するリンパ球を、ヒトが「胎児《たいじ》」の時期に排除（退治）するしくみがあります。

胎児の時期に生みだされるリンパ球は（数えた人はいませんが）「数億種」以上とも言われます（多数種のリンパ球がつくられるシステムを解明した利根川進《とねがわすすむ》氏は、ノーベル賞に輝きました。ただ本書の内容とは無関係なので省略）。

そのひとつひとつが、「自己」と結合する能力があるとわかると、排除されるので、数百万種まで減っているのです。

しかし、排除するのも限度があります。自己と結合可能な抗体を完全に排除してしまうと、将来やって来る病原体のために残しておくべき抗体が不足してしまうのです。

そのため人体は、胎児のときの選別作業に際し、自己に強く結合する（抗体をつくる）リンパ球をもっぱら排除し、弱めに結合する（抗体をつくる）リンパ球は生かしておく、と考えられています。

自己攻撃性のリンパ球が「自己免疫疾患」を引き起こす

こうしてヒトのからだには、自己に結合できる抗体を産生するリンパ球が（数多く）残っています。「自己攻撃性リンパ球」と呼ぶことにしましょう。

しかし「抑制装置」もあります。たとえば「制御性《せいぎょ》リンパ球」です。自己攻撃性のリンパ球が働きださないよう、ふだんから抑制装置が活動しているのです。

ところが何かのきっかけで（抑制装置が効かなくなるのが一因でしょう）、自己攻撃性のリンパ球が増殖すると、それが産生する抗体によって、自己の組織が破壊されてしまいます。

それが現実化したのが「**自己免疫疾患《しっかん》**」です。「関節リウマチ」や、さまざまな「脳疾患」など、免疫システムが自己を攻撃して生じる病気はたくさんあります。

新型コロナでは「血管炎《えん》」や「川崎病」が発生したという報道が海外で相次ぎました。後者の「川崎病」は、通常は乳幼児を中心とした小児に発生し、発疹《ほっしん》や発熱が生じて、心臓の血管がおかされると患児が死亡することもあるという重大な疾患です。以前から、「血管炎」を主体とする自己免疫疾患とされてきました。

新型コロナでも、感染をきっかけとして自己攻撃性のリンパ球が活性化し、血管を攻撃したのでしょう。

免疫の暴走状態、サイトカインストームとは？

新型コロナ肺炎が重症化するのは、ウイルスが肺の細胞を（直接）傷つけるからではなく、「サイトカインストーム」（サイトカインの嵐）のせいではないか、との見方が広がっています。

それによって、①肺細胞が傷つき、②他方で血管内に血栓《けっせん》が形成されて、心筋梗塞《こうそく》、脳梗塞などが起きるのではないか、と。

まず、よくある誤解を訂正しておきましょう。

風邪《かぜ》やインフルエンザで発熱したり、関節痛がでたりすると、「ウイルスのせいだ」と思う方が多いようです。

しかし、ウイルスが脳の「体温中枢《ちゅうすう》」を作動させ、関節を攻撃しているのではなく、「**サイトカイン**」が理由です。つまり、感染がきっかけでサイトカインが分泌され、それが「体温中枢」に働きかけて体温をあげ、あるいは痛みなどの症状を引き起こしているのです。

サイトカインは（正常組織や免疫システムの）細胞から分泌されるタンパク質で、他の細胞や組織の働きを強めたり、弱めたりして、からだの機能を調整しています。多種ありますが、「**インターフェロン**」、「**インターロイキン6《シックス》**」などが有名です。

そして、からだにとって非常事態が生じると、サイトカインの分泌量が増加します。たとえば「がんの免疫療法」では、クスリを点滴した直後にサイトカインが血中にたくさん放出され、寒気《さむけ》、頭痛、発熱、血圧低下などが生じることがあります。それが重症化すると「サイトカインストーム」です。

免疫システムが働きすぎて、制御できない状態であることから、「サイトカインストーム」は「**免疫の暴走**」とも呼ばれます。

重症化の原因はサイトカインストームなのか？

サイトカインストームが生じることが確認されたウイルス感染症があります。

たとえば、新型コロナの親戚のような「重症急性呼吸器症候群」（SARS《サーズ》）です（前章）。サイトカインストームが生じて、「インターフェロン」、「インターロイキン6」などの血中濃度がきわめて高くなることが確認されているのです（J Med Virol 2005;75:185）。

しかし新型コロナでは、重症化したケースでも、インターロイキン6の値は（SARSの場合ほどには）上昇していないことが明らかになってきました。そのため、サイトカインストームとは言えないのではないか、という意見もあります（JAMA Intern Med 2020;180:1152）。

これはおそらく、サイトカインストームをどう「定義」するかの問題でしょう。

つまり新型コロナでは、SARSよりも（サイトカイン値の上昇が）軽度であるわけですが、それをもって、①新型コロナではサイトカインストームは生じていない、と考えるのか、②多少ともサイトカインが増えているので、(小規模な)サイトカインストームと考えるのか、ということのように思います。

もうひとつ考えておくべきは「クスリ」の影響です。

本書では、感染症のときに使われるクスリ(の一部)が、サイトカインストームの原因になっていることを明らかにします(第3章)。

新型コロナやSARSなどでも、普段から飲んでいたクスリや、感染症状がでてから服用したクスリがサイトカインストームの原因ではないか、と考えてみることが大切です。

再感染が軽くすむのはメモリー細胞のおかげ

ある病原体によって感染症が生じると、抗体を産生するリンパ球は増殖し数を増やします。そして感染が終息すると、それらリンパ球は(役目を終えて)死んでいきますが、(感染症が発症する)前よりは多数のリンパ球が残ります。これを「**メモリー細胞**」(**記憶細胞**)といいます。

体内にメモリー細胞があると、次に同じ病原体がやって来たとき、免疫システムは早めに始動し、抗体を早くに生みだすことができます。2度目の感染が軽くすむというのは、メモリー細胞があるからなのです。

メモリー細胞だけを残す、別の理由もあるはずです。

もし病原体との闘いが終わったあと、増えたリンパ球のすべてを残すと、ヒトが次から次に経験する感染のたびにリンパ球が増え、からだはリンパ球だらけになってしまうからでしょう。

ある病原体へのメモリー細胞が残っても、月日がたつうちに、その数は減っていくようです。そのため、同じ病原体に対する「再感染」が生じやすくなります。それがインフルエンザに何度もかかる一因でしょう。

ワクチンでも同じ問題があります。ワクチン接種《せっしゅ》によって増えたメモリー細胞が、年々減っていくのです。きわめて効果の高い「天然痘《てんねんとう》ワクチン」も、接種してから5年程度しか効果がつづかない人がいる、再感染がありえる、とされていました。

なお、感染の終息後「なぜメモリー細胞が減るのか」、「なぜ減っても、ゼロにならないのか」という問いに対しては、今のところ答えはありません。

免疫をめぐる新型コロナの謎

日本での死者が少ない「ファクターX」とBCG原因説

新型コロナでは、死者が多い国と、少ない国とがあり、日本は世界のなかでも（一定人口当たりの死者が）少ないほうです。

問題はその理由です。「ファクターX《エックス》は何か」という形で、いろいろ取沙汰《とりざた》されていますが、そのなかに「BCG《ビーシージー》」原因説があります。

世界には、結核《けっかく》のワクチンであるBCGを接種している国と、接種していない国とがあり、日本のようにBCG接種をつづけている国では、新型コロナによる死者が少ない傾向にある。BCGがファクターXのひとつではないか、というのです。

僕は、十分ありうる話だと思っています。

もしBCG接種で、新型コロナの感染数や死亡数が減るなら、それは「**交差《こうさ》免疫**」（交差反応ともいう）によるものでしょう。

新型コロナと交差免疫の謎とは？

交差免疫とは、ある病原体に対して生じる「免疫状態」が、他の病原体にも（ある程度）通用する状態です。

つまり以前に生じた感染症のあとに残った「メモリー細胞」によってつくられる「抗体」が、新たにやって来た別の病原体に「結合」することができるケースがあります。その場合には、（その新たな病原体に対する）メモリー細胞が残っているのと似たことになり、症状が軽くすむ（もしくは無症状で終わる）わけです。

さてBCGは「生きているウシ結核菌」なので、ヒトの体内では「ウシ結核」感染症が引き起こされます。子どもに接種したあと、一見何事もなくすんだようでも、体内では感染症が生じており、リンパ球によって抗体がつくられているのです。

このようにして体内には、「抗原」であるウシ結核菌への抗体をつくる「メモリー細胞」が残ります。

そして新型コロナに感染した場合、もしウシ結核菌に対する「抗体」が新型コロナにも結合できる能力があれば、メモリー細胞が始動し、抗体を早めにつくりだします。

こうして新型コロナは軽症で終わるか、発症しないですむ。これが「交差免疫」のひとつの形です。だからＢＣＧを接種しつづけている国で、新型コロナが軽くすんでいるというのは十分ありえる話でしょう。

と思っていたら、ヨーロッパで実施された比較試験で、ＢＣＧ接種が（その後の）ウイルス感染症を減らした、という報告がありました。ただ２０１７年に始められた試験なので、新型コロナを減らせるかどうかは不明です（Cell 2020;183:315）。

風邪を引いた回数が多い人ほど、新型コロナに強い

ＢＣＧ接種に限らず、インフルエンザなどに感染することでも、新型コロナに対する「交差免疫」が生まれることが期待できます。

インフルエンザ、結核、風邪など何でもいいのですが、ある病原体による感染症のあと

に残ったメモリー細胞がつくる抗体が、新たにやって来た新型コロナウイルスに結合できれば、症状は軽くすむか、発症しないわけです。

この点、新型コロナは遺伝子の「塩基配列」が、従来型の4種のコロナウイルス（風邪コロナ）に似ています。したがって交差免疫が生じやすいと推察《すいさつ》されます。そのことは最近、ヒトのメモリー細胞を用いた実験で確認されました（Science 2020;370:89）。

つまり以前に風邪コロナにかかっていると、そのあと残ったメモリー細胞が（新型コロナがやって来た場合に）活躍する可能性が高いわけです。**これまで風邪を引いた回数が多いほど、新型コロナに打たれ強くなっているはずです。**

新型コロナで集団免疫が成立しにくい理由とは？

新型コロナに関しては、「集団免疫ができれば、流行はおさまる」という意見をよく耳にします。新型コロナで集団免疫が成立する条件は、論者によって異なり、全人口の「7割」が感染したらとか、「9割」とか、マチマチです。

この点、感染力が強い「はしか」（麻疹）では、人口の95％が感染すれば「集団免疫」

が完成するというのが通説です。はしかワクチンも、95％が打てば集団免疫だ、と。

集団免疫が完成した場合、その後に「はしかウイルス」が集団に入りこもうとしても、ウイルスは免疫がある人のところでストップし、免疫のない（5％）の人にはウイルスがとどかない。95％の人たちが防波堤になって、5％はウイルスから守られる、というわけです。

これは十分ありえる話だと思います。また、はしかの場合、症状が強くでて、誰がウイルスを持っているかがわかるから、その人の症状がおさまるまで、距離をおいて暮らせばいい、ということも、感染防止に役立つでしょう。

しかし新型コロナは、無症状者が多く、誰がウイルスに感染しているかがわかりにくい。従来型の風邪コロナでも、誰が感染しているかがわからないのが、ほぼ全員が風邪コロナに感染する一因です。

したがって、はしかよりも集団免疫は成立しにくいように思います。

結局、新型コロナは、（前述した交差免疫で守られている人を除き）ほぼ100％が感染するまでは、集団免疫は成立せず、流行は終息しないのではないでしょうか。

細胞内のウイルスを死滅させる細胞免疫

病原体に感染して、抗体がつくられても、もし病原体が正常細胞にもぐり込むと、抗体は無力です。なぜならば、抗体は血液中など細胞の外にしか存在せず、細胞内には入れないからです。

新型コロナの場合、上気道に到達したウイルスは、すぐに粘膜細胞に入りこんでしまいます。そうなると、いくら抗体があっても、細胞内のウイルスは殺せません。

そこで期待されるのが「**細胞免疫**」です。リンパ球の一種である「**T**《ティー》**リンパ球**」（**T細胞**）が主役となる免疫のしくみなので「細胞免疫」と呼ばれます。

さて、ウイルスに入り込まれた正常細胞は、自分のなかに「ウイルスが存在しているよ」と知らせる「サイン」（印）を（自身の細胞の）表面にだします。

目印としての「旗」のようなものです。それをT細胞が感知すると、特殊な物質を分泌してその（ウイルスがいる）細胞に吹きつけ、細胞を死滅させます。細胞のなかにいるウイルスは、細胞もろとも死んでしまうのです。

体内に入ったウイルスは、増殖する前でも後でも、大部分の時間は、ヒトの正常細胞内に居ついています。

ウイルスが血液中にいるのは、ある細胞内で複製して数を増やし、細胞外へでて（別の細胞に）乗り移るまでの短い時間です。

だから抗体がウイルスを全滅させられるかは不確かだし、（前述したように）細胞内にあるウイルスを抗体が殺すことはできません。

したがって、**ウイルスをやっつけるための免疫のしくみとしては、「細胞免疫」のほうがウイルスをやっつける確実性が高く、こちらのほうが本筋でしょう。**細胞免疫が働いたあとも、メモリー細胞が残ります。

細胞免疫が、自己の組織を標的にすると「自己免疫疾患」が生じます。

新型コロナで起こる「川崎病」などの自己免疫疾患も、（抗体免疫のほか）細胞免疫の過剰が原因になっているはずです。またワクチンの副作用も、細胞免疫の過剰によって生じることがあります（第7章）。

Q1 ワクチンが感染を予防するしくみを教えてください。

A

ワクチンには、生きたウイルスを使った「生《なま》ワクチン」や、ウイルスの死骸《しがい》を用いた「不活化《ふかつか》ワクチン」など、いくつもの種類があります（第7章）。

しかし、目的は一緒で、ワクチン接種により、免疫システムを作動させ、病原体に感染したのと同じ、ないしは似た状態をつくりだし、あとにメモリー細胞を残そうとするのです。メモリー細胞ができれば、次に本当の病原体が来たときに、抗体が素早くつくられ、発症しないで終わるか、症状が軽くなります。

Q2 ウイルスの弱毒化は、免疫と関係ありますか？

A

ときの経過とともに、ウイルスの毒性自体が変化して、弱毒化することはありえます。ただし逆に、強毒化する可能性もあるわけです（前章）。

ところで、ウイルス感染が流行して、免疫ができると、次からの感染が軽くすむことがわかっています。これはインフルエンザで顕著《けんちょ》です。子どもの頃に最初にかかったインフルエンザの症状は、一般に強くでますが、その後なんども感染していると免疫が強化され、大人になった頃には軽くすむものです。

これは見方によっては、インフルエンザウイルスが弱毒化したようにも見えるでしょう。新型コロナもその意味で、将来、弱毒化するのは必然のように思います。

Q3 細胞免疫が働いているかどうかは、どうやって調べるのですか？

A

細胞免疫の実行部隊である「T《ティー》細胞」が、どのくらい機能しているかを調べるには、研究室での実験的作業を要し、臨床現場で調べるのは、不可能ではないにしろ、相当に困難です。

新型コロナに感染した際も、個々の患者で細胞免疫が働いているかどうかを調べることも難しい。

ただ抗体免疫が働くときには、細胞免疫も働いているはずです。そして両者の働きの程度は、連動していることでしょう。それで、抗体ができているかどうかを調べて、できていれば細胞免疫も働いているだろう、その程度は抗体免疫と同じだろう、と推測するわけです。

実際にも、抗体免疫が働いているかどうかを調べるには、血液中の「抗体の量」を測ればいいので、簡便です。

このことが新型コロナに関する、各種の報道に際し、「抗体免疫」についてしか言及されない一因でしょう。

抗体免疫の陰で「細胞免疫」も同じように働いている、細胞免疫のほうが重要かもしれない、と心得てください。

Q4 免疫力を上げる方法はありますか？

A

結論から言うと、免疫力を上げるというのは難しい。そもそも「免疫力」という言葉を、専門家はあまり使いません。なぜかというと、①免疫システムは（常に）その能力を目いっぱい発揮している、②その能力をさらに向上させようとしても、適当な方法がない、という認識があるからでしょう。

もし能力を高める方法があれば、それはそれで危険です。免疫「過剰」状態は、人体にとって必ずしも好ましくないからです。自己免疫疾患やサイトカインストームも、免疫システムが働きすぎるから生じるのです。

これに対し、免疫力を下げる方法なら、いくらでもあります。

世の中には「これで免疫力がアップする」という説がいろいろありますね。「玄米菜食で……」、「温熱で……」等々です。しかしそれらは例外なく、免疫力を引き下げるか、なんの影響も与えないか、どちらかです。

たとえば「高体温」。平熱を上げると、免疫力がアップするし、寿命も延びるというのですが、事実は逆。大規模調査では、平熱が低い人ほど長生きしやすいことがわかっています（拙著『医者のデマ』エクスナレッジ）。

そもそも平熱が高いのは、（生理の高体温期を除き）病原体が棲《す》みついていて免疫システムが働いている（そのため発熱している）からでしょう。ですから高体温は、長生きのために不利になっても、有利になるとは考えにくい。

なぜ、そういうデマが世間に流通しているかというと、テレビに出演するような医師たちが、医学的真実とは真逆のことを言うからです。

彼ら・彼女らがそうする理由はいろいろでしょうが、①目新しいことを言って世間の注目を浴びたい、②自分のクリニックにお客を呼びこみたい、③特定のサプリを売りつけたいなど、現世的利益の獲得を目指していることがほとんどのようです。

感染症の分野でも、「がん」の分野でも、「免疫力をアップする方法」といったタイトルの書籍や言説は、それだけで「一発レッド」です。「免疫力を上げよう」と発言する大学教授らは、高名でも中身が空疎《くうそ》と心得てください。

なお、免疫力を下げないためにどうするかは、第8章で検討します。

Q5 昨年末から、インフルエンザ患者が激減しているのは、なぜですか？

A

日本での2020年11月からのインフルエンザ発生数は、例年の100分の1未満で、イギリスでも同傾向です（Influenza and COVID19 surveillance report）。

理由として、①新型コロナに感染すると、免疫システムが働いて、インフルエンザ予防になる、という説があります。

でも新型コロナ感染者は（2021年2月15日現在）日本国民の0・32％にすぎないので、インフルエンザを100分の1にするのは無理でしょう。

②新型コロナ対策は同時に、インフルエンザ対策にもなっている、という説明は、新型コロナ感染者が少ない国なら当てはまりそうです。ヒトとヒトとの接触を減らすことが、インフルエンザ対策になることは自明です。

しかし日本では、2020年の11月から新型コロナが急増しており、対策が失敗していることが明らかなので、この説明には無理がある。

③海外との交流が断たれてウイルスが持ち込まれないから、という説は、イン

フルエンザは（1年中）日本国内で発生している事実を忘れています。

思うに理由は、インフルエンザの綿棒検査が激減したからでしょう。

じつはインフルエンザは、現代では「検査病」になっているのです（178ページ）。つまり今やインフルエンザは、圧倒的多数が「感冒症状」を呈《てい》するだけで、症状からは風邪と見分けがつきません。それで綿棒検査をして、インフルエンザだという診断をつけるわけです。

ところが今シーズンは、人は、①感冒症状があっても（新型コロナが怖くて）医療機関へ行かないし、②仮に受診しても、先にコロナ検査がなされ、それが「陰性」とわかる頃には症状も落ち着いて、インフルエンザの綿棒検査がなされずに終わっているようです。

この点、イギリスは検査件数を集計しており、2020年末のインフルエンザ検査数は、コロナ検査数の1％でした（前掲Report）。

なお日本では、コロナとインフルエンザの同時検査キットが承認されたので、今後はインフルエンザの診断数が増えていくでしょう。

第3章

スペイン風邪の教訓

なぜスペイン風邪で大量の死者がでたの？

ロシア風邪が彷彿させる新型コロナのパンデミック

人間社会はむかしから、「ペスト」「天然痘《てんねんとう》」「はしか」（麻疹）「結核《けっかく》」「梅毒《ばいどく》」など多くの感染症で「**パンデミック**」（世界的な大流行）を経験してきたはずです。ただ交通手段が「徒歩」「馬車」「帆船」などであったため、感染症の伝播《でんぱ》速度は遅かった。

やがて19世紀になると、ヨーロッパ諸国では鉄道網が整備され、帆船が汽船に代わりました。結果、移動速度は段違いに速くなり、大西洋を横断するのが6日ですむようになったのです。

その結果、いわゆる「**ロシア風邪《かぜ》**」（Russian flu）が猛威をふるいました。

19世紀も終わりに近い1889年の10月、旧ロシア帝国に始まった「ロシア風邪」は、あっという間にヨーロッパ諸国に広がり、パンデミックになりました。4カ月で地球を一周したそうです（PNAS 2010;107:8778）。

ロシア風邪は1890年12月までに収束しましたが、100万人が亡くなったといいます（感染対策がない時代だと、流行は1年ですむ？）。

原因となった病原体は、インフルエンザウイルスだと信じられてきました。根拠としては、①（後述するように）「スペイン風邪」の病原体がインフルエンザウイルスだったと確認されたこと、②症状は、咳《せき》、発熱、頭痛などで、インフルエンザ症状と考えて矛盾がないことです。

しかし、ロシア風邪の病原体は発見されておらず、インフルエンザだとする確証は、今日にいたるまで得られずにいます。

そこに登場したのが、コロナウイルス原因説です。

近年、（RNA《アールエヌエー》ウイルスである）風邪コロナの遺伝子「配列」が決定されたのですが、「牛《うし》コロナ」の遺伝子配列に近く、変異部位はわずかでした（J Virol 2005;79:1595）。

RNA遺伝子は、4種の「塩基」が結合して鎖状になったもので、コロナウイルスは約3万個の塩基でできています。つまり決定されたのは（正確には）3万個の「塩基配列」です。

コロナウイルスの遺伝子が変異しやすいというのは、これら塩基が入れ替わったり、失われたりしやすい、という意味です。そして塩基配列が変化するスピード（確率）はほぼ一定なので、それを「分子変化」を基礎とする「時計」のように用いることができます（分子時計）。

その研究では、「牛コロナ」と「風邪コロナ」の分岐《ぶんき》時期は、1890年前後と推定されました。これはロシア風邪の流行時期と一致します。

つまりその頃、牛を宿主《しゅくしゅ》とするコロナウイルスが人間社会に入り込んで、パンデミックを引き起こしたのではないか、というのです（前掲J Virol）。

すると、①コロナとインフルエンザは症状が似ていて区別しにくいこと、②インフルエンザ説は具体的証拠がないこと、③コロナ説は塩基配列とその変化スピードという証拠があることから、ロシア風邪はコロナだったという説のほうが確からしいように思われます。

このようにロシア風邪は、現在の新型コロナのパンデミックを彷彿《ほうふつ》させます。また、新型コロナがいずれ風邪コロナに変化することを予言するかのようです。

史上最大のパンデミック「スペイン風邪」

1世紀前（1918年）に生じた「**スペイン風邪**」（Spanish flu）は、歴史上最大のパンデミックです。

世界の人口が20億人の時代に、5億人が感染したといいます（感染率25％）。新型コロナは、世界人口が78億人であるのに、感染者数は1億892万人（感染率1.4％。2021年2月15日現在）。まさにけた違いです。

スペイン風邪は、死亡数がまたすごい。新型コロナの死亡数は（同日現在）240万人ですが、スペイン風邪では2000万人~1億人。幅があるのは、アフリカ、中国などでの死亡統計の信頼性が低く、あるいは統計そのものが存在しないのが一因です。

スペイン風邪はよく、警告目的で引用されます。たとえば、「スペイン風邪は、ウイルスの遺伝子が突然変異して、凶悪化したものだ。今の時代でも、いつウイルスが突然変異して大暴れするかわからない。だから平時から対策に努めねば……」と。

読者のなかにも、スペイン風邪で脅《おど》されて不安になり、毎年のようにインフルエンザワクチンを打っておられる方がおられることでしょう。

そして、ある年のインフルエンザの勢いが強いように見えたり、「鳥インフルエンザ」が出現したりすると、専門家たちは「スペイン風邪の再来の可能性がある」と触れ回るので、人びとはいっそう不安になる。今回の新型コロナでも、当初スペイン風邪がよく引き合いにだされていましたね。

時代とともに変化したインフルエンザの死者数

スペイン風邪より前のインフルエンザがどんなだったか、見ておきましょう。

次ページの**図2**はアメリカにおける、1911〜1915年のインフルエンザによる年齢別の死亡率を「平均」したものです（年間の死亡率）。

各年齢層で、1年間に、人口10万人につき何人が亡くなっているかが示されています（Proc Am Philos Soc 2006;150:86）。

グラフからは、4歳以下の死亡率と、50歳以上の（高齢者の）死亡率が高いことがわかります。50歳以上を「高齢者」と言うのは、その頃、アメリカ人の平均寿命が短かったたか

図2　アメリカでのインフルエンザの死亡率（1911～1915年）

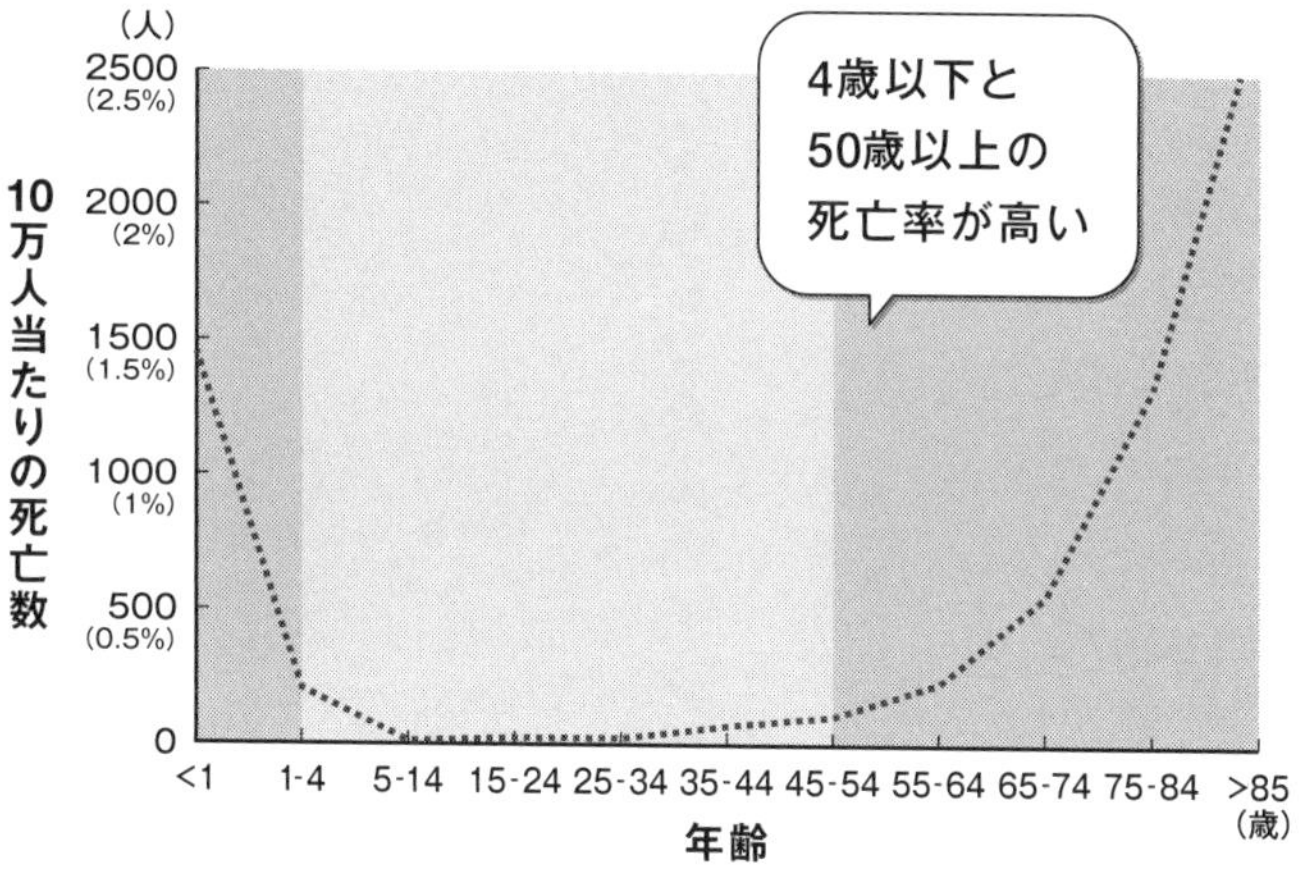

らです。

平均寿命とは、ある年に生まれた赤ちゃんの「半数」が亡くなるまでの期間ですが、1910年代は、アメリカ人の半数が（男女とも）50歳前半までに亡くなっています。そうなる理由のひとつは感染症で、死因の3割以上が感染症でした（CDC Mortality Statistics 1918）。

日本もむかしは、インフルエンザを含めた感染症でおおぜいが亡くなりました。

しかし今日では、インフルエンザによる死亡者はごく少ない。2010年9月～2011年1月までの（インフルエンザ）シーズンに、インフルエンザで亡くなったと確定診断されたのは、公式には150人です（推定死亡数については諸説ある）。

年齢別に見ると、4歳以下では（人口が500万人超であるのに対し）亡くなったのは6人。70歳以上では（人口が約2000万人であるのに）インフルエンザによる死亡数は68人です（厚労省）。

このように、時代が違えば、死亡する人数や割合も大きく変化します。ある感染症での亡くなりやすさには、国民の栄養状態や社会環境など、さまざまなファクターが大きく関係しているからです。さて、いよいよスペイン風邪です。

アメリカで始まったスペイン風邪の第一波

スペイン風邪は、第一波から第三波までありました。

アメリカでの事実経過については、アルフレッド・W・クロスビー著（西村秀一《にしむらひでかず》訳）『史上最悪のインフルエンザ』（みすず書房、原著は1989年刊）を参考にしました（以下、文献①）。多数の資料にあたっている労作です。

スペイン風邪の第一波は、1918年3月にアメリカで始まりました。カンザス州にある陸軍基地での感染ケースが第一例目のようで、全米に広がっていきます。

この第一波でのインフルエンザは、それまでの流行時と大きくは異ならなかったようです。というのも（アメリカでの）インフルエンザ（プラス肺炎）による死亡者数を見ると、1915年1～8月が6万3000人。1918年の第一波（1～8月）の死亡数は7万6000人と、大差はなかったのです（前掲CDC）。

なおインフルエンザと肺炎を合算するのは、インフルエンザで亡くなる場合、最終死因は「細菌性肺炎」であることが圧倒的多数だからです（第1章）。

インフルエンザや肺炎で（数カ月間に）数万人が死亡するのは、現代から見れば異常です。しかし当時は（前述のように）アメリカの平均寿命が50歳代前半。年間100万人ほどの全米死者のうち、感染症を原因とする死者が30万人を占めていました。今日とは感染症の状況や、それに対する人びとの感覚が異なるのです。

このスペイン風邪の第一波は、ヨーロッパをはじめ世界各国に広がりましたが、アメリカ国内では、同年7月までに収束しました。

ところがその直後の8月に、第二波がアメリカをおそったのです。第一次世界大戦（1914年7月～1918年11月）が影を落としています。

第一次世界大戦と海を渡ったアメリカ兵

じつは1918年は、ヨーロッパで1914年に始まった第一次世界大戦が終結する年です。アメリカは1917年に英仏軍に味方して参戦し、それがドイツ軍の降伏原因になっています。

参戦後、アメリカは（国内で）兵士を400万人近く動員しましたが、実際に海を渡ったのは半分ほどです。

兵士全員をヨーロッパに送りこめなかったのは、①戦争の終結が予想より早かったこと、②アメリカ国内の基地のあちこちで（1918年の後半に）スペイン風邪の第二波が発生し、兵士の多くが戦闘能力を失い、軍隊の移動が中止されたことが理由です。

なおスペイン風邪という名称からは、スペインでの初発を思わせますが、違います。戦争中なので、アメリカなど参戦国は（自国に不利となる）流行情報を他にもらさない一方、非参戦国のスペインは、流行状況を発信していたので、スペインが発生地だという印象を与えてしまったと言われています。

スペイン風邪の猛威はアスピリンが原因だった

軍隊で死亡者急増、スペイン風邪の猛威

さて1918年の9~12月には、アメリカのインフルエンザ（と肺炎）による死亡者数は29万2000人と、ひと桁多くなりました。1915年の同時期は2万6000人です（前掲CDC）。

全米死者が増えた主な理由は、兵士の死者が増加したからです。

スペイン風邪の第二波の実情を見ておきましょう。ここではアメリカ陸軍の状況を紹介しますが、海軍も大同小異でした。

以下に登場するウィリアム・ウェルチ医師は当時、全米医師のなかで「ビッグ・フォ

ー」と言われた名医4人の1人です。時の大統領ウッドロウ・ウィルソンの「すべての戦争という戦争をこの世から永遠になくすための闘いに加わろう」との国民への呼びかけに応じ、大学教授の職を投げうって軍隊に入り、医学的事項のアドバイザーに就いています。

軍医が見た兵士たちの惨状

以下は、ウェルチ医師らが見た流行の実際です（文献①より）。

●アメリカボストン郊外にあるキャンプ・デーヴンスで（第二波の）最初の犠牲者となったのは、1918年9月7日に診察をうけた1人の兵士だった（キャンプとは兵士の駐留地）。軍医には、突然の発症といい、症状の重さといい、どんなインフルエンザからもかけ離れているように見えた。

●翌日になると、その患者と同じような症状を訴える数人の兵士が診察をうけにきた。やがて彼らはインフルエンザと診断された。

●キャンプ・デーヴンスは、ひとつだけ伝染病の温床となる素地があった。「過密」である。4万5000人のうち5000人がテントで寝起きし、他（4万人）は定員3万5

000人の兵舎に詰めこまれていた。

●ウェルチがキャンプ・デーヴンスに到着した9月23日頃までには、スペイン風邪の罹患《りかん》数が1万2604人にものぼっていた。ただ、新しく報告にあがってくる患者の数は減る傾向にあった。

●裏腹に、肺炎は加速的に広まりつつあった。この病院では、1902人もの肺炎患者が治療をうけており、その数はますます増えつづけていた。

●インフルエンザにかかった兵士たちが刺すような冷たい雨の中を、列をなして足を引きずりながら病院にやって来る光景を見たとき、ウェルチには、これから起こるであろうことが手にとるようにわかり、暗い気持ちになるのだった。

●彼らの肺が機能不全におちいっていることは、聴診器を当てなくとも一目でわかった。何人かの兵士は、顔色は真っ青で、紫色にさえ見えた（チアノーゼという、血中酸素不足の症状）。

●遺体安置所は混乱を極めていた。ウェルチがキャンプ・デーヴンスに到着した日にも63人が死亡しており、いまや日に90人が死亡していた。

●石盤のように灰色をした死体が「薪《たきぎ》のように積み重ねられ」、あるいは雑然と安置所の床に横たえられていた。

●ウェルチの一団も、剖検室《ぼうけん》にたどり着くには、その脇をまわったり、それらをまたいで行くしかなかった。

なぜ若年層の死亡率だけが高いのか？

いやはや、たいへんな惨状《さんじょう》です。

兵士に採用される人たちは、からだが頑健で、病原体への抵抗力も強いはずです。それなのにインフルエンザにかかると、なすすべもなくバタバタ倒れて死んでいく。これらのエピソードからも、スペイン風邪のウイルスは凶悪である（毒性が強い）とされてきました。

それ以降、これほど強力なウイルスを人類は知らない。スペイン風邪のウイルスは、それまでのインフルエンザウイルスが（ある日）突然変異して、強力なものに変わったのだ、と。

今日、インフルエンザがいつまた突然変異して凶悪なウイルスになるかもしれない、と脅されるのも、スペイン風邪が一因です。

図3　アメリカでの1918年と1911～1915年のインフルエンザの死亡率

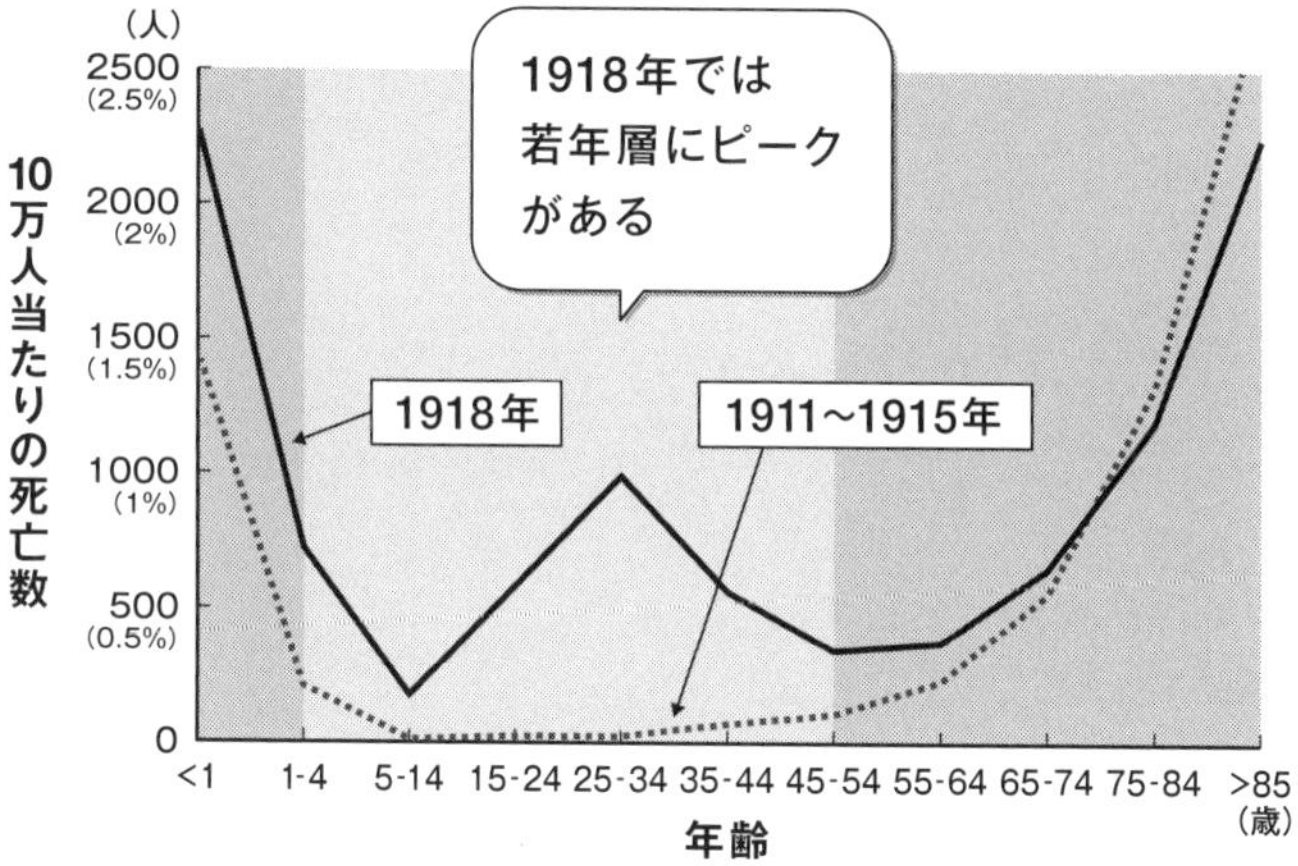

しかし、本当なのでしょうか。

じつはスペイン風邪ウイルスが（それまでになく）凶悪なウイルスだと考えると、説明できない事実があります。死亡率に関することです。

上の**図３**は（図２と同じく）アメリカでの「年齢別」死亡率を見たものです。実線は１９１８年のそれ。破線は（図２に示した）１９１１～１９１５年にかけての年齢別死亡率を再掲しました（前掲Proc Am Philos Soc）。

実線と破線が大きく異なるのは、１９１８年では25～34歳という、比較的若い年齢層に死亡率のピークがある点です（以下、若年層）。

このピークは、人口が多い年齢層を（ギュッと）まとめて表示しているので、死亡実数はグラフの見た目よりずっと多く、スペイン風邪での死者の増加分はこれで説明できます（もし死亡実数のグラフをつくれば、ものすごく高いピークになる）。

専門家のあいだでは、このピークが、スペイン風邪ウイルスの狂暴性を示す証拠とされてきました。

しかし、です。

図3の実線と破線を比べると、乳幼児と高齢者では、スペイン風邪とそれ以前のインフルエンザで、死亡率に大差はない。ここからは、スペイン風邪ウイルスが狂暴だとは、とても言えないわけです。

はて、ある年齢層においてだけ狂暴化するインフルエンザウイルスというものが存在するのでしょうか。

これまで専門家たちは、そういう（特定の年齢層でだけ狂暴化する）ウイルスが存在すると考えてきました。

しかし、そうなる理由は不明であると。スペイン風邪の前もそれ以降も、同じ現象は見られていない、とも認めてきました。――これでは全然、説明になっていませんね。若年層にピークができた理由を再検討する必要があります。

病理学者ウェルチが発見したミステリーのカギ

じつはウェルチが、死因解明につながる重要事実を見つけています。
彼は、全米でその右にでる者はいないという偉大な病理学者でした。そしてキャンプ・デーヴンスで兵士たちを解剖したところ、新知見をえたのです。「肺炎」に関することです。

肺は、その体積のほとんどを空気が占める、軟らかくて軽い、弾力に富んだ組織です。そして、①通常のインフルエンザ肺炎は、(肺炎球菌などの)細菌が二次的に感染して生じる「細菌性肺炎」であること、②細菌性肺炎では、肺は(肝臓《かんぞう》組織のように)硬くなることは前述しました(44ページ)。

ところがウェルチは、これまで経験したことがない所見《しょけん》にであったのです。ふたたび文献①から引用します。

●発症後ほどなく死亡したケース――ときに咳や痛みの訴えが始まって48時間で死にいた

った例もあった――での肺の様子は、ウェルチにとっても初めて見るものだった。

●そうした肺組織には、まったくと言っていいほど硬化は認められなかった。が、異常は明らかだった。

●ウェルチが切り出した肺の小片は、ふつうなら子どもが遊ぶゴム風船のように水に浮くはずのものが、水中に沈んでしまっていた。所見としてとくに際立っていたのは、水っぽい血液まじりの液体が大量に肺に詰まっていたことだった。

●液体は、肺にメスを入れるたびに切り口からしみ出し、また、空気と交じりあって血のまじった泡となり、のどにつながる太い気管を満たしていた。そして死後硬直《こうちょく》が始まると、液体はしばしば鼻からしたたり落ち、死体をつつむ布地を血の色に染めるのだった。

壮絶な解剖所見です。

整理すると、スペイン風邪のウイルスが（空前絶後に）凶悪だったという説は、以下の諸点を説明しなければならないでしょう。

①乳幼児と高齢者では、通常のインフルエンザと比べ、死亡率が大同小異。
②若年層では、死亡率が際立って高くなった。

③通常のインフルエンザでは見られない、肺への出血や液体が見られた。

完全解読されたスペイン風邪の塩基配列

決め手のないまま時がすぎていくと、20世紀の末に、スペイン風邪ウイルスの遺伝子が判明しました。ジェフリー・タウベンバーガー医師らが、米軍の病理学研究所に保存されていた（スペイン風邪による死者の）組織からウイルス粒子を分離し、その「塩基配列」を調べたのです（Science 1997;275:1793）。

他にも、アラスカの凍りついた土地（墓地）を発掘し、スペイン風邪で亡くなった人の遺体からウイルスを回収して分析するなどして、１９１８年インフルエンザウイルスの塩基配列は完璧に解読されました。偉業です。

次は動物実験でウイルスの毒性を調べる番です。

解読された塩基配列にもとづき、１９１８年ウイルスが合成されました。それを用いて、さまざまな動物に感染させる実験が行なわれたのですが、結果はある意味、期待外れでした。

つまり、サル、フェレットなどを用いた実験では、1918年ウイルスは肺組織で増殖する能力があることがわかりました。

しかし、感染実験ができないヒトでは、肺で増殖するかは不明なままです。またそれら動物での肺病変は、スペイン風邪での肺出血のような激烈さに欠ける印象です（Nature 2007;445:319, PNAS 2009;106:588）。

そして豚に、1918年ウイルスを接種して、（平時のウイルスである）1930年インフルエンザウイルスを接種した豚と比較してみると、両者の症状の強さや解剖所見は大同小異でした（J Virol 2009;83:4287）。

ウイルスを調べても大量死の原因はわからない

指摘しておきたいのは、いくら1918年ウイルスを使った実験や研究をつづけても、解明できないことが残る、ということです。

つまり前述したように、①スペイン風邪による死亡率は（乳幼児と高齢者では）通常のインフルエンザと大同小異、②若年層では、死亡率が際立って高くなっています。この①と②の間に見られる「相反」ないし「矛盾」が、動物実験によっては解明不能なのです。

それと関連して思うのですが、どうも感染症の専門家たちは、スペイン風邪が猛威をふるった原因を、なんとかしてウイルス（の毒性の強さ）に結びつけようとしている、このことです。

それは、学問として学者として、バランスを失してはいないでしょうか。

というのも、人が、ある病原体で死亡するかどうかには、①病原体の（毒性の）強弱の他、②その人の体力・栄養状態・基礎疾患の有無、③生活環境の良し悪し、④感染症の治療法の存否や適否など、さまざまなファクターが関係するからです。

これはスペイン風邪についても言えるはずですが、なぜか専門家たちは、②以下の可能性について検討したがらないようです。

ウイルス学者がそのように振る舞うことについては、（もしウイルス以外が原因だとなると）自分たちの研究の意味が失われる、研究費が下りなくなる、ワクチン開発の意欲をそぐ、などの俗っぽい動機があるのでしょう。

大量死亡の原因はアスピリンだった

膠着《こうちゃく》状態におちいった（大量死亡の）原因究明ですが、新しい光が当てられました。「ア

スピリン」が原因ではないか、との指摘です。

アスピリンは、ドイツで開発され、１８９０年代にバイエル社が売り出した「鎮痛解熱《げねつ》剤」で、世界最初の「合成薬」です。痛み止めとして、熱さましとして人気を博し、「奇跡のクスリ」とも評されました。それなのになぜ、大量死亡の原因になるのか。

これは、新型コロナの重症化因子とも関連してきます（次章）。

アスピリン原因説を発表したのは、アメリカのカレン・スタルコ医師です。彼女の主張を聞いてみましょう。

●インフルエンザによる大量死については、１９１８年ウイルスの毒性とそれに対する免疫反応では説明しがたい。それ以外の原因を探る必要がある。

●私が提出する仮説は以下の通り。すなわちアスピリンが「毒性」と「肺の浮腫《ふしゅ》」をもたらし、それが早期に「急性呼吸窮迫《きゅうはく》症候群」（ＡＲＤＳ《エーアールディーエス》）で見られるような肺の変化を起こし、それによって死亡する者がいた。

ここで解説を加えておくと、このような急性症状（ＡＲＤＳ）は、スタルコ説以前から

（前章で解説した）「サイトカインストーム」によると考えられるに至っていました（N Engl J Med 2005;352:1839）。ただ、その論文の筆者も（それまでの専門家たちと同じく）ウイルスの毒性自体が（サイトカインストームの）原因だと考えています。

スタルコ説に戻ります。

●多くの者は急性期を生きのびるけれども、ＡＲＤＳに引き続き「細菌感染」が生じ、「細菌性肺炎」によって死亡した。

●当時のアスピリンは（今日のように最大量を４ｇ／日とするのではなく）１日量として「８ｇ」〜「31ｇ」が処方されていた。これは「中毒量」であり、健康人であっても33％に「過呼吸」が、３％に「肺浮腫」が生じる。

●スペイン風邪の第二波がアメリカに上陸した、まさにその時期に、陸軍や海軍で、大量のアスピリンを処方するよう「医学的指令」がだされた。兵士の大量死が生じ始めた時期と一致している。

●当時の一般社会で診療にあたっていたなかで、「アスピリンは毒だ」と考えている医師たちは、スペイン風邪に際してもアスピリンを処方しなかったため、「ほとんど死者がでなかった」と主張している（J Am Inst Homeop 1921:1038）。
●ある医師は１９１８年11月、（世界最高ランクの医学誌）『ランセット』に「強い症状があるケースでは……アスピリンその他の解熱剤は、処方から厳格に排除されるべきである」と書いている（Lancet 1918;2:694）。

というのがスタルコ医師の主張です（Clin Infect Dis 2009;49:1405）。

このスタルコ説は、先に僕が「矛盾」と述べた（乳幼児と高齢者でスペイン風邪とインフルエンザで死亡率は大差ない）ことを解決できます。

つまりスペイン風邪の第二波では、ドイツがもつアスピリン製造の「特許」を無視してアメリカで量産し、それを軍隊に優先的に配布し、中毒量を処方したので、若者や壮年者が大量死し、死亡率のピークができた。

これに対し、一般社会には、アスピリンの大量配布がなされなかったので、乳幼児や高齢者の死亡率は、通常のインフルエンザと変わらなかった、ということになります。説得力がありますね。

ご購読ありがとうございました。今後の出版企画の参考に
致したいと存じますので、ぜひご意見をお聞かせください。

書籍名

お買い求めの動機

1　書店で見て　　2　新聞広告（紙名　　　　　　　　　）

3　書評・新刊紹介（掲載紙名　　　　　　　　　）

4　知人・同僚のすすめ　　5　上司、先生のすすめ　　6　その他

本書の装幀（カバー），デザインなどに関するご感想

1　洒落ていた　　2　めだっていた　　3　タイトルがよい

4　まあまあ　　5　よくない　　6　その他(　　　　　　　　)

本書の定価についてご意見をお聞かせください

1　高い　　2　安い　　3　手ごろ　　4　その他(　　　　　　　　)

本書についてご意見をお聞かせください

どんな出版をご希望ですか（著者、テーマなど）

郵便はがき

料金受取人払郵便

牛込局承認

9410

差出有効期間
2021年10月31
日まで
切手はいりません

162-8790

東京都新宿区矢来町114番地
神楽坂高橋ビル5F

株式会社ビジネス社

愛読者係 行

ご住所 〒 TEL:　(　　)　FAX:　(　　)			
フリガナ お名前		年齢	性別 男・女
ご職業	メールアドレスまたはFAX メールまたはFAXによる新刊案内をご希望の方は、ご記入下さい。		
お買い上げ日・書店名 年　月　日	市区 町村		書店

薬害に言及しないウイルス学者たち

欧米の臨床医たちはスタルコ説に賛成しています。たとえば、新型コロナの診療にあたる医師たちに警告を発する論文では、「すばらしい治療法と思えたものが、実際には害をなした」例として、スタルコ医師の論文をかかげています。

警告する理由として（全部で）7本の論文を引用したうちの1本なので、スタルコ論文をいかに重視しているかがわかります（J Gen Intern Med 2020;35:2435）。

ところが、ウイルス学者の態度は別物です。

1918年ウイルスの塩基配列を解明して、ウイルス学界の重鎮ないし権威者の地位に上りつめた（前述の）タウベンバーガー医師は、2019年に「1918年インフルエンザの100年にわたる疑問」という解説論文を書いています。

そのなかで彼は、152本もの論文を引用していますが、スタルコ論文は引用していないのです（Sci Transl Med 2019;11:eaau5485）。

1918年パンデミックでの大量死が「薬害だった」となると、ウイルス学者にとって、いろいろ不都合なことがあるのでしょう。

ウイルス学界は、今後も「インフルエンザはこわいぞ」、「パンデミックがくるぞ」と主張しつづけるはずです。

現に、ウイルス学の世界的権威である日本人の学者も、スペイン風邪に関し（アスピリン原因説には触れずに）、ウイルスの毒性だけを強調しています（河岡義裕《かわおかよしひろ》著『新型コロナウイルスを制圧する』文藝春秋）。また、マスコミによく登場するウイルス学者も、アスピリン原因説には言及しないままです（西村秀一《にしむらしゅういち》著『新型コロナ「正しく恐れる」』藤原書店）。

では、感染症を担当する内科医や小児科医たちはどうでしょうか。

じつはスタルコ医師は、感染症を専門とする内科医です。アスピリン原因説を発表すれば、ワクチン接種希望者が減るなど、自分や仲間の医師たちの不利益となるのに、それをものともせずに公表したのは、すごいことだと思います。

アメリカでは、（日本の内科・小児科学界と異なり）専門家の意見公表の自由があるようで、うらやましい。

第4章

新型コロナの治療とクスリの話

「新型コロナかな？」と思ったら、どう対処する？

新型コロナの体験記

新型コロナが重症化すると当初、人工呼吸器を装着しても生還できる可能性が極めて低かったのですが、医師たちの努力もあって、重症ケースの生還率は少しずつ改善しています。

ただし重症化し入院した場合、患者・家族にできることは少なく、医師の言う通りにしているしかないでしょう。

そこでここでは、重症例は度外視し、「新型コロナかな？」と思ったときの対処法や治療法について検討します。新型コロナは、感染しても重症化させないことが大切だからです。

新型コロナの症状や経過を知るには、実際のケースが最適でしょう。ネット検索で上位にあった体験談を(内容が充実しているので)紹介します。

Aさん。29歳、女性。2020年4月の出来事(匿名ブログ「一人暮らしで新型コロナウイルスにかかった話」を短縮・整理。9月27日アクセス)。

発熱初日:前日からなんとなく頭痛がする。夜になって**37・5℃くらいの熱**がでた。風邪《かぜ》か~珍しいな、と思い、葛根湯《かっこんとう》を飲んで就寝。在宅勤務中。

2日目:朝、**熱は38・1℃に**。倦怠《けんたい》感と節々の痛みもある。食欲がない。

昨今の状況から、すぐに病院に行くのも良くないと思い、とりあえず我慢することに。基礎疾患《しっかん》のない一般の人は「37・5℃以上の発熱が4日間以上つづいた場合」を相談の日安としていることを知った。

3日目:**熱は38・5~39・0℃**の間で推移。関節痛もひどく、これは絶対インフルエンザか何かだ、と思った。保健所へ（数十回）電話してもつながらず、やっと近所のクリニックで診《み》てもらうことに。

診察は問診と触診。**解熱《げねつ》剤**と**抗生物質《こうせいぶっしつ》**を処方してもらった。このとき、肺炎の症状はなさそうだと。

医師からは、「**目標は抗生物質を飲んで治すことだが、このまま熱が下がらなかったら、病院を受診したほうがよい**」と言われた。

発熱から4日目：解熱剤のおかげで、熱は昼間37・5℃くらいまで下がるようになったが、夜になると、**また39**℃近くまで上がってしまう。

5日目：まったく熱は下がらず、**朝から38・9**℃。悪寒《おかん》・節々の痛み・頭痛がひどい。クリニックの医師に聞いた病院に電話をかけ、診てもらえることに。

●病院では、インフルエンザ検査・血液検査を行ない、CT・レントゲン検査をしてくれた。

●医師は「CT画像を見る限り、**細菌性肺炎だろう**」と。インフルエンザはもちろん陰性。それまで咳《せき》も息苦しさも全然なかったので、「肺炎」というワードを聞いてびっくりしたが、コロナではないんだな、と少し安心した。**抗菌剤・解熱剤・その他いろいろな薬を**

もらい、3日後にまた受診することになった（近藤注：細菌性肺炎というのは、おそらく見立て違いでしょう）。

発熱から6日目：熱を測ると**39・4℃**。解熱剤を飲んで横になった。

7日目：熱は37～38℃の間を行ったり来たり。熱が下がってきたころから、**咳が出はじめて息を深く吸い込めなくなってきた**。

8日目：2回目の受診。**熱は下がっておらず**、問診のあいだもしゃべっていると**息が苦しくなって咳がでてしまう**。ただ、血液検査の結果を見る限り、**肺炎は若干だが良くなってきているらしい**。

発熱から9日目：**熱は安定して37～37・5℃くらい**まで下がるようになった。

カレーを食べようとして、**まったく匂《にお》いがしない**ことに気づいた。「えー、まさか……」と思い、家にあるものを片っ端から嗅《か》いだ。結果、嗅覚《きゅうかく》がものすごく弱くなっていることが分かった。

●そこでやっと気づいたのだが、**味覚もおかしい**。

10日目：病院で3回目の受診。熱は**37℃**くらい。味覚・嗅覚の異常を伝えると、「PCR**検査する？**」と医師から言われた。

医師からは、「PCR検査をして陽性でも、治療法は今と変わらないこと」、「すでに症状は快方に向かっているため、入院にはならず、ホテル待機もしくは自宅療養になる」と説明され、それでもPCR検査するかどうかを聞かれた。

私の場合は、発熱する前に会った人たちに陰性でも陽性でも報告したほうが良いだろうと思ったので、「**PCR検査してほしいです**」と伝えた。ここで検査しないという選択肢もあるのだろう。検査実施が患者に委《ゆだ》ねられていることに少し驚いた。

検査はインフルエンザ検査のような、鼻の奥に細長い綿棒を入れてスリスリするタイプ。鼻の他、喉《のど》の奥にも綿棒を入れられた。痛かった……。

13日目：病院から電話がかかってきた。**結果は陽性**。発熱からすでに13日が経過していた（PCR検査からは3日）。

2日後に病院で再度診察するので来てください、と伝えられた。その日の診察結果によって、入院 or ホテル待機 or 自宅待機のいずれかになるという。

もうこの時点で熱は完全に下がっていて、**36℃台になっていた**。ただ、多少息苦しさと胸の圧迫感は残っていて、しゃべったりすると咳も少しでる。

当初、細菌性肺炎という診断を下されていたため、PCR検査を受けるまでに発熱から

10日間かかっている。PCR検査を受けた時点でだいぶ体調は回復してきていたので、峠《とうげ》を越えてみたら、じつは陽性だったという感じだ。そういう人、結構いるのではないかと思う……。

体調も回復していたので、**自宅待機の指示**を受けた。結果的に、発症から回復までオール自宅待機でやり過ごした形だ。（以上）

Aさんの重症度——入院を指示されなければ「軽症」

Aさんの新型コロナの重症度はどう判定されるのでしょうか。

発熱や関節痛でかなり苦しまれたので、Aさん本人としては「自分は重症だ」と思われたのではないか。

でも新型コロナでは、患者さん自身の「感覚」は問題にしません。**かりに自覚症状が強くても、酸素を吸入する必要がなければ、「軽症」と判断します。つまり入院を指示されなければ「軽症」です。**

これに対し、入院させて酸素吸入をしたほうがいいと判断されたケースは「中等症」です。さらに、集中治療室（ICU）での治療や、人工呼吸器が必要となるケースは「重症」

とされます。

Aさんは当初、インフルエンザを疑っていました。新型コロナと風邪やインフルエンザとは、発熱、咳、頭痛、関節痛など、いわゆる「風邪症状」が共通するので、症状からは区別できません。

新型コロナでは、嗅覚や味覚の異常が有名ですが、風邪やインフルエンザでも生じることがあります。

ただ新型コロナでは、ウイルスが肺にとりついて生じる「**いきなり肺炎**」が少なくないので、**予兆なく肺炎が見つかったら新型コロナでしょう**。

高齢者などで風邪やインフルエンザが悪化する場合には、風邪症状が先行し、それが愚《ぐ》図《ず》って「細菌性肺炎」になるというパターンが多い。

ウイルス性疾患に抗生物質は無意味で有害

クリニックの医師の対応で（僕が）驚いたのは、Aさんに抗生物質を処方したことです。医師は、「目標は抗生物質を飲んで治すこと……」と語っています。

しかし、**ウイルス性の疾患に抗生物質が効かない、というのは医学の常識です。**

しかも抗生物質は、下痢《げり》や（カビによる）膣炎《ちつえん》などの副作用が多々あり、高齢者では下痢が高じて「大腸炎」で死亡することも少なくない。抗生物質が効かない「**薬剤耐性菌**」が出現するのも、この医師がしたような「適応のない」処方が最大原因です。

つまりウイルス性疾患に抗生物質を処方することは、無意味である以上に「有害」です。

風邪症状に抗生物質を処方する医師や医療機関は、日本ではたいへん多く、医療機関の36％にものぼります（２０１７年。協会けんぽ調べ）。

医師が（無意味有害な抗生物質を）処方する理由は、いくつかあります。

ひとつは医師に、ウイルス性疾患に抗生物質は効かない、という知識が欠けているケース。この点、Ａさんの担当医師は、「目標は抗生物質を飲んで治すこと……」と、真顔で語っているので、この可能性があります。

もうひとつは、患者さん自身が抗生物質を欲しがる。その場合に医師が、抗生物質がいらない理由を説明しだすと、10～30分もかかります。これに対し、患者さんの希望通りに処方すれば、診察時間は３～５分ですむし、処方箋《せん》料も入ってくる。

また処方しないと、「この病院はクスリもくれない」という悪評を立てられることもあるようです。

患者にできることは解熱剤を飲まないこと

Aさんのように発熱して新型コロナを疑った場合、どう行動すればいいのか。

結論を先に言うと、**「解熱剤」を飲まないことです。**

フランスでの新型コロナ流行が始まった2020年3月、保健大臣が「**イブプロフェン**や**コルチゾン**といった**抗《こう》炎症薬**の服用は、感染を悪化させる可能性があるから飲まないように」と警告しました。

解熱剤としての抗炎症薬は、当然のように使われているため、それに疑念をもつ日本人はごく少ないと思います。しかしフランスでは、コロナ以前から、抗炎症薬には警告が発せられていました。

日本でも（風邪、インフルエンザ、水痘《すいとう》など）発熱性の疾患に「解熱剤を使うな」と言ってきた医師たちもいます（たとえば『薬のチェックは命のチェック』36号　2009年10月刊）。

なぜ警告されるのでしょうか。

新型コロナにステロイドは処方されないはず

フランスの大臣は「抗炎症薬を使うな」と言い、例として「イブプロフェン」と「コルチゾン」を挙げましたが、両者は似て非なるクスリです。

抗炎症薬としてもっとも強力なのは、コルチゾンなど各種の「**ステロイド**」（副腎《ふくじん》皮質ホルモン）です。

ステロイドを飲むと、風邪症状は（いったん）かならず良くなりますが、「真菌症《しんきんしょう》（カビ）」など別の感染症を引き起こすなど、ひどい副作用が多々あるので、新型コロナを含め風邪症状に処方されることはないはずです。

ただ最近、新型コロナ肺炎で、酸素を吸入しているか人工呼吸器が装着されているケースでは、ステロイドの一種である「**デキサメタゾン**」使用により、死亡率がわずかに減少するようだとされました。

ただし、それ以外の患者では改善は見られなかった（N Engl J Med 2020;NEJMoa2021436）（この研究の死亡率グラフは「近藤誠がん研究所ＨＰ」https://kondo-makoto.com/重要医療レポート⑫「新型コロナ治療薬は信用できるか」に転載）。

一般的に処方されるステロイドではない解熱剤

イブプロフェンと同系統の解熱剤には、**ロキソニン**、**アスピリン**、**ナプロキセン**、**ジクロフェナク**、**メフェナム酸**、**セレコキシブ**などがあります。

これらは「**非ステロイド性抗炎症薬**」（**ＮＳＡＩＤｓ**《エヌセイズ》）と呼ばれるクスリで、「解熱剤」、「鎮痛剤」、「鎮痛解熱剤」などとして用いられています。

炎症があると一般に、熱がでたり、痛みが生じたりします。そこで炎症を抑えれば、鎮痛効果や解熱効果があるだろうということで、これらＮＳＡＩＤｓが使われるわけです。

欧米では「イブプロフェン」がよく使われます。日本でも「イブ」という商品名で、処方箋がなくても薬局で入手できます。「頭痛・生理痛」のクスリとして購入する人が多いようです。

ただ日本で、医師に処方されることが多いＮＳＡＩＤｓは、「ロキソニン」です。Ａさんが処方されたのも、ロキソニンもしくは（後述する）「**アセトアミノフェン**」のどちらかではないかと思います。

解熱剤が逆効果になるこれだけの理由

解熱剤による「薬害」事件、ライ症候群

第二次世界大戦後、インフルエンザや「水痘《すいとう》」にかかった子どもに、おう吐、意識障害、けいれんなどの脳症状が生じることがある、とオーストラリアのダグラス・ライ医師が報告しました（Lancet 1963;2:749）。

死亡率は30％前後。生き残った子の３分の１には、痴呆《ちほう》やマヒなど、深刻な脳障害が残ります。ライ医師にちなんで「ライ症候群」と名づけられたこの疾患は、最盛期には（アメリカだけで年間）数百人に生じるなど、欧米諸国で猛威をふるいました。

指摘しておきたいのは、**インフルエンザや水痘の通常の経過では、深刻な脳症状が発症**

しないこと。熱がでると「熱性けいれん」が生じることがありますが、自然に回復して後遺症を残しません。僕も乳幼児の頃、何度も熱性けいれんを起こしています。

なぜ以前には見られなかったライ症候群が発生しだしたのか、人びとは不思議がり、恐れました。

そこに公表されたのが、小規模な疫学《えきがく》的調査の結果です。

インフルエンザにかかったあと、ライ症候群を発症した7人は「アスピリン」を服用していたけれども、発症しなかった16人では、アスピリン服用者は8人だった、というのです（Pediatrics 1980;66:859）。

この調査結果だけでは（人数が少ないため）アスピリンとライ症候群のあいだの「因果関係」を証明したことにはなりません。

しかしアメリカ政府は（その発表があった年に）インフルエンザなどウイルス性疾患に対するアスピリン使用を禁止する方向に舵をきりました。結果、アメリカでのライ症候群は1980年（600人発生）を頂点として減少し始め、（1995年までに）発生は止《や》みました。やはり因果関係が存在したのです（N Engl J Med 1999;340:1377）。

日本でも、アメリカを見習ってアスピリン使用を止め、ライ症候群は見られなくなりました。

なぜライ症候群が生じたのでしょうか。

サイトカインストームが勃発《ぼっぱつ》した可能性が高いと思います。**大量のサイトカインが（アスピリンの影響で）分泌され、それが脳組織を傷つけたのではないか。**

これに対し、スペイン風邪でのアスピリンは、脳の発育が終わった若年層に使われたため、サイトカインストームが生じても、脳への障害が見られなかったのでしょう。

日本で起きたインフルエンザ脳炎・脳症

１９９０年代になって日本では、奇妙かつ激烈な「脳炎」ないし「脳症《のうしょう》」が発生するようになりました。例を挙げましょう。

【脳炎・脳症の実例】

●８歳の女児。1月31日より発熱。翌2月1日に、近医でインフルエンザと診断され、解熱剤として「ボルタレン」座薬使用（一般名ジクロフェナク）。ここまでは、ふつうのインフルエンザの経過と何も変わったところはなかった。

●2月1日夕に症状が急変し、頭痛、おう吐が出現。体温は41・5℃となり、目の焦点が合わなくなった。

●再び近医を訪ねたときには、血圧低下、意識不明、尿と便をもらし、けいれんもあった。意識状態が改善しないため、医療センターに搬送。手立てをつくすも、2月7日に死亡

(東京小児科医会報 1999:17(3):34)。

厚生省(当時。組織再編後を含め、以下では「厚労省」と略す)は事態を重く見て、専門家たちからなる「研究班」を組織しました。その調査結果は驚くべきものです。

1999年1月から3月にかけてのインフルエンザ・シーズンだけで、

●全国の「インフルエンザ脳炎・脳症」の発生総数は202人。内訳は、1歳をピークに、0~5歳が162人(80%)。20歳以上も8人(4%)。

●後遺症なく治癒《ちゆ》したのが43%。

●軽度の後遺症が17%、重度の後遺症(日常生活で介護を必要とする)が9%。

●死亡が31%、

でした。

以下、「インフルエンザ脳炎・脳症」を「脳症」と略します。

脳炎・脳症の犯人にされたインフルエンザウイルス

この調査結果からは、NSAIDs《エヌセイズ》（非ステロイド性抗炎症薬）が脳症の原因であることが示唆《しさ》されます。ジクロフェナク（商品名**ボルタレン**）を使用した人では、死亡率が52%、メフェナム酸（商品名**ポンタール**）では67%と、極めて高かったからです。

しかし研究班は、NSAIDsが脳症を引き起こしたという「因果関係」を認めませんでした。その代わり、「（NSAIDsは）脳症の重症化に何らかの関連がある可能性が示唆された」と。

これは詭弁《きべん》です。という理由はいくつもあります。

前提として因果関係の有無は、脳症とNSAIDs投与の順番から推定できます。脳症が先であれば「NSAIDsは脳症の重症化要因」、NSAIDsが先行していれば、脳症の「発症原因」と推定できるのです。

ところが研究班は、個々のケースでの先後を一切発表しなかった。そのため調査結果からは、因果関係の有無がよくわからないことになりました。

しかし、ＮＳＡＩＤｓが脳症の原因と考えて間違いない。

①インフルエンザによる脳症と考えると、日本でだけ発生していることになる。欧米諸国で発生しない理由が説明できない。

②医学誌などに掲載されて、経過が判明しているケースでは（先に紹介した実例のように）ＮＳＡＩＤｓが先行して脳症が発症している。

③ジクロフェナクとメフェナム酸は、アスピリンよりもはるかに強力なＮＳＡＩＤｓなので、脳症がライ症候群のそれより劇症であることを説明できる。

④あまりに強力なので、ジクロフェナクを鎮痛目的で服用した、健康な成人でも死に至る脳症が生じている（臨床神経学 1998;38:311）、

などが理由です（なお日本でのみ脳症が発生するようになったのは、欧米ではアスピリン使用を止めるなか、日本だけがより強力な解熱剤を使いはじめたからでしょう）。

ともかくも厚労省は、小児のインフルエンザにジクロフェナクとメフェナム酸を使わな

いようにと指示をだしたため、脳症の発症は激減しました。

しかし厚労省は、その後も「解熱剤がインフルエンザ脳炎・脳症の発症因子ではない」、「重症化因子である」と言いつづけているので、人びとは誤解してしまいました。「インフルエンザ脳炎」もしくは「インフルエンザ脳症」という疾患が存在するのだと。

しかしライ症候群以前に、そういう疾患ないし病態は知られていなかったことは前述しました。またインフルエンザウイルスは、脳組織には侵入しない（できない）ことが知られています（なお解熱剤で脳が障害をうければ、ウイルスは侵入できる）。

解熱剤が発症原因だと認めない切実な理由とは？

厚労省の役人たちが、解熱剤は脳症の重症化因子だと言いつづけたのは、どうしてでしょうか。

彼らにとって切実な理由があったと思います。それは、

- 解熱剤が発症因子だと認めると、戦後最大規模の「薬害事件」となる。
- 処方した医師たちや、製薬会社に責任追及の手がおよぶ。
- 裁判が多発し、国も巨額の賠償をせまられることになる、

という事態が予想されたからでしょう。

それを回避するために「重症化因子」と言い張ったのでしょうが、それは製薬会社、医師、厚労省からなる「医薬品業界」だけで通用する論理です。

解熱剤は発症因子ではないと強弁《きょうべん》した結果は、医薬品業界にとって望外のものでした。

世間はすっかり、「インフルエンザ脳症」という（自然に生じる）病態があると思いこんだからです。そして一般人のあいだで「インフルエンザ恐怖症」が強まり、「なんとかしなくっちゃ」となって、いっそう医薬品に頼る風潮になりました。インフルエンザで医薬品に頼ったら危ないのに……。

また「インフルエンザ恐怖症は（あとで解説する）インフルエンザワクチンの「増産・再興」を大いに助けました（第6章）。「**タミフル**」など「**抗ウイルス薬**」の使用量が世界一になるのにも手を貸しました。

アセトアミノフェンなら安全なのか？

新型コロナに関する、フランス保健大臣の警告にもどりましょう。

その発言の後、新型コロナでＮＳＡＩＤｓ《エヌセイズ》を使用したケースでは（使用しないケースに比べ)、入院死亡、重症病棟への入院、人工呼吸器装着、敗血症発症の「合計数」が54%ほど上昇するという報告がありました(Clin Infect Dis 2020;ciaa1056)。

新型コロナの発熱にイブプロフェン(NSAIDs)を使うな、というフランス大臣の警告は裏づけられたようです。

ただ大臣は、発熱がある場合は「**アセトアミノフェン**」を服用するようにしてほしい、と付け加えています。アセトアミノフェンは、NSAIDsとは異なるしくみによって熱を下げるからです。この言明は正しいのでしょうか。

本書執筆時点で、新型コロナにアセトアミノフェンを使っても安全だ、というデータや論文は見つけられませんでした。

そこで新型コロナ以前の論文を参考にすると、アセトアミノフェンも危険です。たとえば、こんな比較試験があります。

アメリカの救急センターで、アセトアミノフェンの比較試験を実施しました。担ぎこまれた患者のうち体温が「38・5℃を超える」ケースを集め、2班に分け、片方は①「放任グループ」で、38・5℃を超えてもアセトアミノフェンを投与せず、39・5℃を超えたら投与しました。

他方は②「積極投与グループ」で、アセトアミノフェンをすぐに、6時間ごとに投与しています。

そして試験の途中でデータを解析してみると、①38人の放任グループのうち、死亡したのは1人。これに対し、②積極投与グループは、44人中7人が死亡していました。そのため試験は中止されました（Surg Infect（Larchmt）2005;6:369）。

なぜ解熱剤が逆効果になるのか？

感染症で発熱して苦しくなると、誰しも「熱を下げたい」と思うものです。その気持ちはよくわかりますが、じつは解熱自体が逆効果になります。

ウイルス感染では、体温が高いほうが、ウイルスと闘う際に有利になるからです。

つまり体温が高いと、①ウイルスの活動が鈍り、②免疫システムの働きは盛んになるのです。そのため、ウイルスと闘う免疫システムが、サイトカインを分泌し、脳の「体温中枢」に働きかけ、体温をあげています。

NSAIDs《エヌセイズ》の正式名称は、「非ステロイド性抗炎症薬」です。

炎症というのは、病原体をやっつけるために免疫システムが活動している状態です。痛み、発熱などの「炎症症状」は、免疫システムが活動している証拠であるのです。**その炎症を、抗炎症薬で押さえたら、熱は下がりますが、他方で、ウイルスの活動が活発になる。**そのため、感染症状が長引き、場合によってはサイトカインストームが生じるのです。

ただ抗炎症作用はNSAIDsだけで、アセトアミノフェンにはありません。それでNSAIDsより安全だ、と考えられてきたフシがあります。

しかしアセトアミノフェンは、別のしくみで「体温中枢」に働きかけ、体温を下げます。つまりアセトアミノフェンは、やはり(ウイルスなどの)病原体の活動を活発化させるのです。

その結果、救急センターでの比較試験で見られたように、アセトアミノフェン積極投与グループの死亡率が高くなるのでしょう。

こうして新型コロナでは、あらゆる種類の解熱剤が危険であることになります。

それなのに臨床現場では、どしどし処方されているようです。新聞などに載る、著名人の体験談を読むと、鎮痛薬が気軽に処方されていることに驚かされます。「ここに入院できたら安心」と思われているような有名病院にして、そうなのです。

日本全体では、いったいどれほどの人数が、解熱剤によって重症化し、寿命を縮めていることでしょうか。

新型コロナの症状が（重症化しなくても）長引くのも、解熱剤を使ったためである可能性が高い。本章冒頭で紹介したＡさんのケースも、解熱剤を飲まなければ、もっと早くに熱が引いて軽快したのではないかと見ています。

なお、市販されている「風邪薬」や「総合感冒薬」の中にも、解熱剤の成分が含まれているので、飲まないようにしましょう。

誤解があるといけないので付言すると、アセトアミノフェンは、鎮痛目的で使うなら、副作用は少ない。がんによる疼痛《とうつう》がある場合の第一使用薬とされており、僕も賛同します。

これに対しＮＳＡＩＤｓは、鎮痛目的でも副作用が強いので、使わないほうがいいでしょう。ことにロキソニンは恐ろしくて、僕は処方したことがありません。

注目の治療薬は本当に効くの？

特効薬タミフルは約1日早く症状を改善させる

ここからは、「**抗ウイルス薬**」について検討していきます。

現在、新型コロナに感染した人むけに、「抗ウイルス薬」が承認され、あるいは承認を待っています。「**レムデシビル**」や「**アビガン**」などです。

これらを検討する前に、インフルエンザの抗ウイルス薬から得られる教訓を見ておきましょう。「**タミフル**」（一般名：オセルタミビル）に関することです。

タミフルは2001年に承認され、一般の方の間では「インフルエンザの特効薬」と理

図4　タミフルの効果を調べた「比較試験」

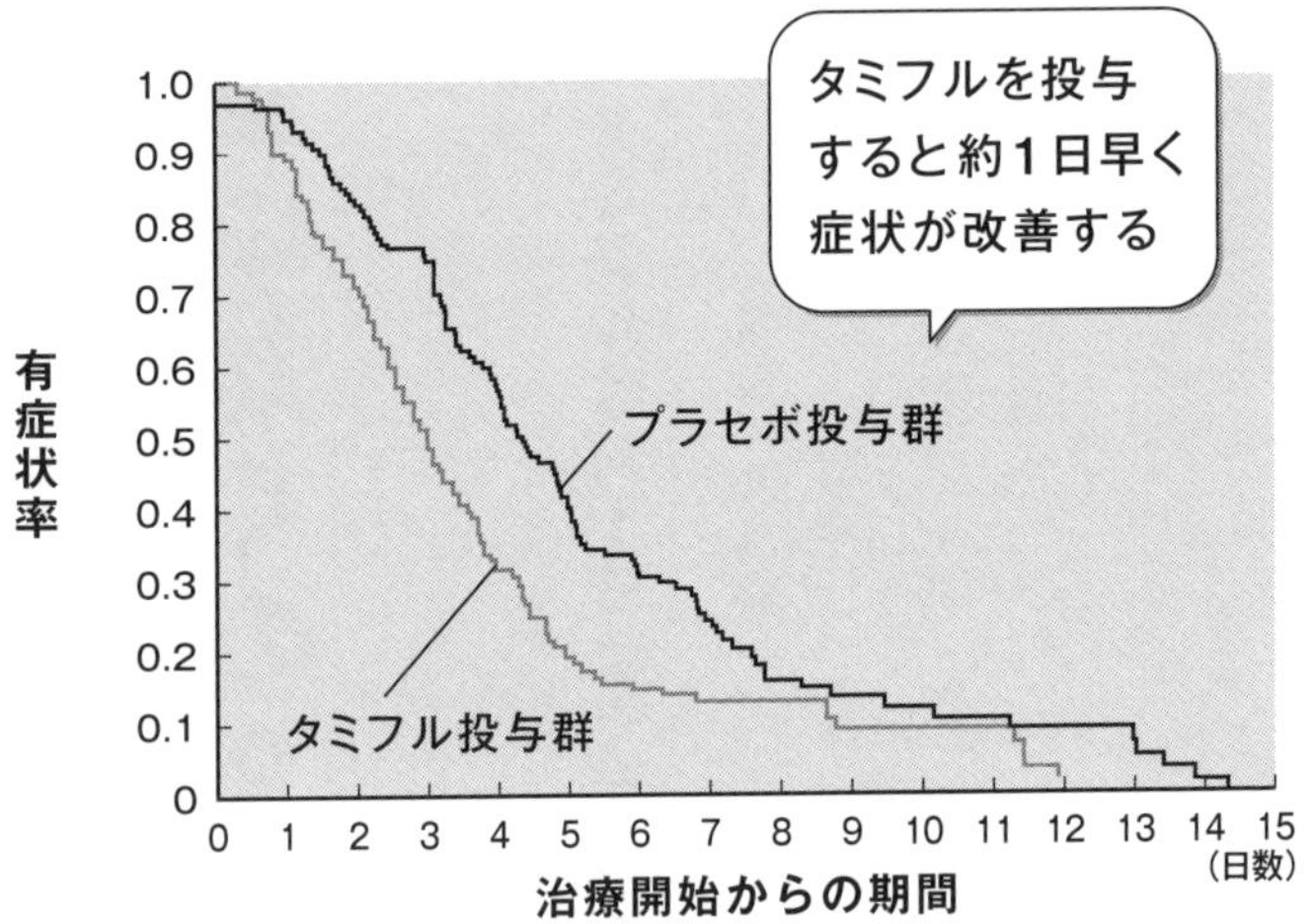

解されたようです。それゆえインフルエンザと診断されたときに、自ら「タミフル」を希望される患者さんも少なくなかったと。

では、タミフルはどれほど「有効」だったのでしょうか。

上の**図4**は、タミフルの効果を調べた「比較試験」の結果です。各国政府が承認する根拠となったデータで、「インフルエンザ様の症状」が消失するまでの期間（日数）を見ています。

対象となったのは、18～65歳の健康人で、インフルエンザ様の症状が生じてから36時間以内の人たちです。

そして、①口内体温が38℃以上、②呼吸器症状（咳、咽頭痛、鼻炎）のうち少なくともひとつ、③全身症状（頭痛、倦怠感、ふるえ、筋肉痛など）のうち少なくともひとつ、という（①〜③までの）全部がそろっているケースです。

それら被験者をタミフル投与群と、プラセボ（偽薬）投与群の2班に分けて、それぞれを1日に2回、5日間服用させました。そして前記①〜③全部の症状が消失するまでの期間を見たものが図4です（JAMA 2000;283:1016）。

タミフル投与群では（プラセボ群より）約1日早く症状の改善が見られます。

これで「特効薬」と言えるのでしょうか。

製薬会社の社員がかかわるタミフルの「有効性」

タミフルの比較試験がどのように実施されたか、も重要です。新型コロナで製薬会社が実施する比較試験も大同小異なので、参考になります。

試験を実施したのはロシュ社という世界最大規模の製薬会社です。

①会社が研究計画をたて、②普段から付き合いのある（つまり研究費や顧問料を提供している）医師たちを集めて、試験実施グループを組織する。

③医師が患者を誘って被験者になってもらうと、会社は医師に（被験者1人につきいくらと

いう形で）研究費を払う。
④会社に患者データが集められ、コンピュータに入力される。⑤データの解析はロシュ社の社員が実施する。⑥論文は（こういう場合の常として）会社がやとった医学専門ライターが執筆する。⑦論文に共同著者として名をつらねる医師たちは、ライターが仕上げた論文（案）に署名するだけ。

こうして出来上がって医学誌に載った論文を、はたして信頼できるものでしょうか。付言すると、論文の共同著者のなかには通常、製薬会社の社員が含まれています。**現にタミフル論文では、共同著者10人中、3人が製薬会社の社員です。これでは共同著者が集まった会議で、丁々発止《ちょうちょうはっし》の討議をするのは（会社に不利な発言がでてくる恐れがあって）無理でしょう。**もし不利な発言をしたら、次から試験に参加させてもらえなくなり、研究費も断たれてしまいます。

結局、タミフルの有効性の根拠となる図4のデータは、全然信頼できない。というよりも、試験のどこかでインチキをしているでしょう。ただ、比較試験でのインチキについては、以前から指摘・解説してきたので、ここでこれ以上は述べません（詳しくは拙著『抗がん剤だけはやめなさい』文春文庫)。

タミフルでは「脳症」が多発したことも重要です。とつぜん窓から飛び降りたりする異常行動で、多数の子ども(と大人)が亡くなりました。

この「**薬剤性脳症**」についても、厚労省や専門家らが因果関係を認めないため、「インフルエンザ脳症」とされてしまいました。

ただこの問題については、浜六郎著『やっぱり危ないタミフル 突然死の恐怖』(金曜日、2008年)という良著があるので、ここでは解説しないでおきます。

教訓としたいのは、①インフルエンザが治るのが(試験にインチキがないとしても)約1日早くなるだけで、②多数の副作用死をだしているクスリが、③世間では「特効薬」と受けとめられていることです。

新型コロナの新薬やワクチンでも、そうならないという保証は全然ないわけです。

抗ウイルス薬、レムデシビルの有効性は信頼できない

レムデシビルはアメリカでも日本でも緊急承認された、新型コロナ感染症に対する抗ウ

イルス薬です。1日1回、最大10日間、点滴投与されます。ただ日米では、使用許可条件が異なります。アメリカでは、新型コロナで入院していることが条件ですが、日本での使用条件は「新型コロナの感染症」なので、軽症状者に使うことも可能という、変なことになっています。そうなった理由は……、聞くだけヤボでしょう。

レムデシビルは、新型コロナのRNAウイルスを複製するためのタンパク質の働きを低下させ、ウイルス複製数を減少させる、というのが能書きです。以前より「エボラ出血熱」の抗ウイルス薬として開発されていたのを新型コロナに転用したものです。

では、どのくらい効果があるのか。入院患者を対象として、複数の比較試験が実施されていますが、結果が矛盾しています。

主としてアメリカで行なわれた比較試験では、入院患者たちの半数が回復するまでの期間が、プラセボ群では15日に対し、レムデシビル投与群では、10日と短縮しています。有害事象（副作用）の発生率は、プラセボ群のほうが多かった（N Engl J Med 2020;383:1813）。

これに対し中国で実施された比較試験では、入院患者が回復するまでの期間に、両群で差が見られませんでした。そして有害事象は、レムデシビル群のほうが多かった（Lancet 2020;395:1569）（両研究の詳細なグラフは、119ページで紹介した重要医療レポート⑫参照）。

このような矛盾した結果がでていても、日米両国は（新型コロナ患者への投与を）承認したわけです。強引ですね。

結果が矛盾するというのは、どちらかが間違っているわけですが、どちらなのか。収拾されたデータは、それぞれの研究チームのコンピュータに収められているため、部外者は点検することができません。

ただ前者の試験には、製薬会社が参加して、社員が共同著者になっている点が重要でしょう。しかもこの会社は、タミフルを開発して特許権を保有しています。

これに対し中国の試験は、共同著者に（製薬会社の）社員が入っていない。こうした対比からは、レムデシビルは有効でなかったという結論のほうが信頼できそうです。

2020年の11月、WHO（世界保健機関）がレムデシビルの不使用を勧告しました。死亡率などの改善効果が実証されず、副作用の可能性など数々の不利益があることが理由です。

しかし、その勧告に対しては、アメリカ政府も日本政府も、承認を取り消す必要はない、と開き直っています。

期待外れの抗マラリア薬、ヒドロキシクロロキン

もう70年にもわたって**抗マラリア薬**として使われている「**ヒドロキシクロロキン**」が新型コロナにも有効なのではないか、という話が持ち上がりました。

そこでイギリスで、新型コロナ肺炎で入院している患者たちを対象として、プラセボと比べる「比較試験」が実施されました。

結果は、4週間後の死亡率が「25・0％」対「27・0％」と、ヒドロキシクロロキン群のほうが少し高かった。期待外れの結果です（N Engl J Med 2020;383:2030）。

試験の質の低さが疑われるアビガン

「**アビガン**」は我が国で開発された、経口《けいこう》の抗ウイルス薬です。インフルエンザに対する治療薬として承認されていますが、毒性が問題視されて、お蔵入り状態でした。

新型コロナウイルスとインフルエンザウイルスとは、ＲＮＡウイルスである点が共通しているので、新型コロナに対する効果があるのではないか、との期待が生じたわけです。

そこで「非重篤《ひじゅうとく》な肺炎」を有する患者を対象に、２０２０年3月、日本で比較試験が開

始されました。症状（体温、酸素飽和度、胸部画像）が軽快し、かつ、ウイルスが陰性化するまでの時間を「評価項目」として、「アビガン」と「プラセボ」とを比べたのです。

結果、アビガンは有効だったと公表されました。

半数に評価項目が達成されるまでの期間は、プラセボ投与群では14・7日、「アビガン」投与群で11・9日と、短縮したというのです。

しかしこれは製造元の会社が発表しただけです。『ランセット』のような、しっかりした医学誌に試験内容が掲載されていないことから、掲載が許可できないほど、試験の質が低いのでしょう。

ことに「非重篤な肺炎」というのが曖昧《あいまい》かつ問題です。これだと「中等症」はもちろん、「軽症」まで含まれてきます。しかし軽症であれば、肺炎症状があっても自然に治るので、そもそもクスリを開発する意味があるのかどうか……。

他方でアビガンは、抗インフルエンザ薬として用いると、以下のような重大な副作用が生じる可能性があると、厚労省が承認した「添付文書」に書かれています。

すなわち、①ショック、アナフィラキシー、②肺炎、③劇症肝炎、肝機能障害、黄疸《おうだん》、④中毒性表皮壊死融解症《ゆうかいしょう》、皮膚粘膜眼症候群、⑤急性腎障害、⑥白血球減少、好中球減少《こうちゅうきゅう》、血小板減少、⑦精神神経症状（意識障害、譫妄《せんもう》、幻覚、妄想、けいれん）などです。

製薬会社は２０２０年10月に、新型コロナへのアビガン処方を認めるよう厚労省に「承認申請」。ところが厚労省の審議会は12月に、「有効性を明確に判断することは困難」として「継続審議」と決定。実質的な「却下」でしょう。

抗サイトカインストーム薬、トシリズマブ

新型コロナ肺炎で、サイトカインストームが生じて重症化しているときには、分泌されている「インターロイキン６」を抑制すればよいのではないか、というアイデアがありました。

そこで比較試験が実施され、インターロイキン６を無力化する「**トシリズマブ**」（**商品名アクテムラ**）という「抗体薬」を投与するグループと、「無投与」グループとを比べたのです。結果、両グループの重症化する率に変わりがありませんでした（JAMA Intern Med 2021;181:24）。別の比較試験でも、酸素吸入をしなくて済むようになるまでの日数や死亡率は同じでした（N Engl J Med. 2020;383:2333）。

抗体治療薬は有効性への疑念を払えるか？

何かの感染症では、免疫システムが病原体を撃退して患者が回復すると、血液中に「抗体」が残っています。これを別の患者の治療に利用しようというのが「血清療法」で、むかしから、マムシやハブに噛《か》まれたあとに実施されてきました。

新型コロナでも当然、治療に「抗体」を使うことが検討されていました。しかし、回復後の患者から血清を集めるのは煩雑《はんざつ》だし、回復患者が別の病原体に感染している可能性も排除できません。

そこで「抗体」を製薬会社の内部でつくりだす技術の開発がすすめられ、新型コロナの治療につかえる抗体は、いくつもの会社が作成に成功しています。ただ、第三相試験で（プラセボと比べて）有効性と副作用を比べる作業が残っています。

米製薬大手のイーライリリー社は、２０２０年10月13日、「**抗体治療薬**」の臨床試験を中断しています。安全性への懸念が理由だそうです。

と言われていたら、アメリカ政府は11月になって、イーライリリー社の抗体薬「**バムラニビマブ**」（注射薬）を突然、緊急承認しました。

使用基準は「軽症」ないし「中等症」の新型コロナ患者で、入院している患者は対象外です。自宅で生活できているけれども、重症化リスクの高い患者に使用する、というのですが、はて、重症化リスクが高いと判断されたら入院になるのでは？　その場合、バムラニビマブは使えなくなるというのでは？

そして抗体による治療には、別の面から疑問符がつきます。ヒトの血液成分を用いる「血漿療法《けっしょう》」の結果からです。

新型コロナから回復した直後の（患者の）血液中には、「抗体」がたくさん存在します。そこで血液を採取して「血漿」を分離し、新たに感染した患者に打つのが「**回復者血漿療法**」です。

ところがインドで実施された「比較試験」では、血漿療法をしても、しなくても、結果（死亡率）に違いがなかったのです（BMJ 2020;371:m3939）。

そのため、バムラニビマブが有効だという話に、疑いの目が向けられています。

と書いていたら、２０２０年12月末に「入院患者では、退院までの日数などに、プラセボ群と変わりはなかった」との発表がありました（DOI: 10.1056/NEJMoa2033130）。

第5章

誰も教えてくれないワクチンの話

ワクチンの副作用って、どんなこと？

ワクチンの三要素は「有効性」「副作用」「必要性」

日本では、すべてのワクチンは「任意接種《せっしゅ》」です。

昔、ワクチン接種が法律で強制された時代がありましたが、今は本人や親御さんが打つかどうかを判断する（決める）ことになっています。新型コロナのワクチンが完成した場合にも、任意接種になるはずです（努力義務については第8章）。

そのかわり、すべてのワクチンは、どんな事故が起きても「自己責任」です。一生を台《だい》無《な》しにするような事態が生じても、ろくに補償されないわけです。もし補償されても、からだや命はもとには戻りません。

それゆえ、ワクチンはそれぞれ、打つかどうかをご自身で熟慮する必要があります。その際、三要素について検討されるとよいでしょう。

三要素とは、ワクチンの「有効性」「副作用」「必要性」です。

各ワクチンは、これらの要素を別々に検討し、最後に総合考量《こうりょう》すると、妥当な結論が得られるはずです。

本章では、天然痘《てんねんとう》、小児麻痺《しょうにまひ》、肺炎球菌《はいえんきゅうきん》、結核《けっかく》、狂犬病のワクチンについて検討してみましょう。新型コロナワクチンの「予行演習」になるはずです。

なお（厚労省をはじめとする）ワクチン業界では、副作用のことを「**副反応**」と言いかえるのが通例です。これは「副作用がある」だと、接種を断る人が多くなるけれども、「副反応」と言えば、警戒心を呼び起こさないだろう、という計算があるからです。

しかしこれだと、永続的な脳障害や急死例まで「副反応」とされてしまいます。本書では「副作用」を用います。

天然痘ワクチンの輝かしい勝利と悲劇

世界最初のワクチンにして、その後もこれ以上有効なものは出現していない、というのが「天然痘」ワクチンです。

天然痘は、からだ全体に「膿疱《のうほう》」をつくるウイルス性の疾患《しっかん》で、死亡率が（20〜50％と）高く、顔に「瘢痕《はんこん》」（アバタ）を残します。日本でも西洋でも、アバタは人びとを悩ませました。イギリス女王のエリザベス1世も天然痘にかかり、アバタを隠すために顔を真っ白に塗っていた、と言われています。

しかし18世紀の末になって、イギリス人医師のエドワード・ジェンナーが「種痘《しゅとう》」を考案しました。牛に生じる「牛痘《ぎゅうとう》」のウイルスからワクチンをつくり、それを接種すると（第2章で解説した）「交差免疫《めんえき》」が生じ、天然痘を予防できるのです（後年、牛痘ではなく「馬痘《ばとう》ウイルス」だったと判明）。

第二次世界大戦後に創設されたＷＨＯ（世界保健機関）は、天然痘の撲滅《ぼくめつ》に乗りだし、「種痘」を対策の中心にすえました。そして成功し、１９８０年には「天然痘撲滅宣言」がだされています。医学の輝かしい勝利といえるでしょう。

なお撲滅活動をするなかで、種痘の効果は5年程度しか持続しないことがわかっています。その期間中にその国・その地域の天然痘ウイルスを消滅させていったわけです。

ただ勝利の陰には悲劇があります。多くの子どもたちが「種痘後脳炎《のうえん》」を起こしたのです。種痘は「**生ワクチン**」です。生きているウイルスを使うので、有効性が高いのですが、副作用も半端ではない。種痘後脳炎は、ウイルスが直接脳細胞を傷つけたための「炎症」によるものでしょう。

日本では、種痘は法律によって「義務接種」つまり「強制接種」と定められ、２歳までの乳幼児に打たれていました。乳幼児の脳は発達途上にあるからでしょう、種痘後脳炎を起こすと症状が強烈で、死亡する子どもが多く、生き残っても重度の知能低下や四肢《しし》マヒを起こしました。

全国調査では、１９６５年からの9年間で、種痘後脳炎の発生が１８４人。うち死亡した人が56人でした（死亡率30％。「小児感染免疫」2008:20:65）。

これは明らかに犬死《いぬじに》です。なぜって日本では、１９５５年（昭和30年）の１人を最後に、天然痘が発生していないからです。

日本で種痘が中止されたのは１９７６年です。つまり１９５６年には中止してしかるべきだったのに、それから20年間も続行したのです。その間に、全国調査で多大な被害が生じていることが判明しても、つづけたわけです。

このように感染症が消滅してワクチン接種がムダ、かつ、副作用が甚大《じんだい》だとわかってもワクチン接種をやめない、国や専門家たちの心理や計算はいかなるものなのでしょうか。

——読者はそのことを考えながら、本書を読み進めるとよいでしょう。

なお強制接種であったけれども、(危険を察知し?)我が子に種痘をうけさせなかった親たちがいます。先の全国調査ではその数、全国民の3割強。周囲からは「非国民」と非難されたこともあったようですが、その判断は子どもを守りました。

絶滅後もつづけられる小児麻痺ワクチンの接種

ワクチンには(その成分として)生きた病原体を使用するもの、病原体の死骸《しがい》を用いるものなど、いくつか種類(製法)があります。

なかでも効果が高いのが、生きたウイルスを用いた「生ワクチン」です。天然痘の他、「はしか」(麻疹)、「風疹《ふうしん》」、「おたふく風邪《かぜ》」などが生ワクチンです。ウイルスではないけれども、生きた「細菌」を使っているのが「BCG」です。

これに対し、病原体の死骸を用いるのが「**不活化《ふかつか》ワクチン**」で、インフルエンザや「肺炎球菌」のワクチンなどがそうです。

ここでは、かつて猛威をふるい、今では自然界のウイルスが（世界中で）ほぼ絶滅した「小児麻痺」のワクチンについて検討してみましょう。

小児麻痺は、主として子どもが発症し、筋力低下や下肢《かし》のマヒが残る感染症です。「ポリオウイルス」が口から体内に入り（経口《けいこう》感染）、腸管内で増殖し、その一部が「中枢《ちゅうすう》神経系」に入りこみ、神経症状を引き起こします。

腸管内で増殖したウイルスは、便とともに排泄《はいせつ》され、衛生環境が悪い国や場所では、他人が経口感染しやすくなります。日本でも、昔は（汲《く》み取り式の）便所と井戸とが近接していたりして、感染を広げました。

日本では、1960年春に大流行し、ソビエト連邦（現ロシア）から「**ポリオ生ワクチン**」を緊急輸入しました（経口投与ワクチン）。これによって流行は終息し、生ワクチンの効果に皆、おどろいたものです。

その後、日本製の生ワクチンが承認され、1963年から乳幼児に定期接種。1981年以後、自然界のウイルスによる小児麻痺が発生しなくなりました。上下水道の普及など、衛生環境が改善した影響も大きいでしょう。

しかし、（ある意味「人為的」な）小児麻痺の発生がつづきます。ワクチンに用いた「弱毒ウイルス」が、まれに（ワクチンを投与された）乳幼児にマヒを引き起こすのです。ワクチン接種後の子どもと同居している親がウイルスに感染し、マヒを起こすこともあります。日本で（自然界のウイルスによる）小児麻痺が発生しなくなっても、国はワクチン接種をつづけました。ワクチン専門家らが中止を勧告しなかったのも一因です。

結果、1989年から2008年までの20年間だけでも、ワクチンウイルスによるマヒが（親を含め）85人に生じています（厚労省）。

それがわかっても、国はワクチン経口投与をつづけました。

その頃までには、世界のほとんどの国で（日本と同様）自然界のポリオウイルスは絶滅していました。ただ、ごく一部の（衛生環境が悪い）国（パキスタンとアフガニスタン）にポリオウイルスが残っており、専門家や政府はそれを「盾《たて》」に接種をつづけたとも言えます。

しかし、外国から自然界のポリオウイルスが日本に持ちこまれて、日本人が感染する可能性があったのか。そういう可能性としては、

①アフガニスタンのようなポリオウイルス汚染国から、ポリオにかかったばかりの（ウイルスが腸管内にいる）子どもが日本にやって来る。
②その子が、汲み取り式便所がある家に滞在し、ウイルスが便壺《べんつぼ》に入る。
③便壺が割れていたため、周囲の土中にウイルスが拡散し、近くに井戸があると、ウイルスが井戸水に混ざり、それを日本の乳幼児が飲む、

というような、ほとんどありえない筋書きしか考えられません。

要するに日本でポリオワクチンを接種する必要性は、とっくに消失していたわけです。それでも生ワクチンの接種はつづき、２０１２年にようやく中止されました。ところが代わりに、国産化に成功した「**不活化ポリオワクチン**」が、定期接種に採用されたのです（不活化ワクチンは外国でずっと前に製品化されていた）。

こういう経緯から、政府や専門家は、不活化ワクチンの国産化を待っていたことがわかります。目的は……、これも聞くだけヤボですね。

国産化を待つ間にも、ワクチンウイルスによってマヒをきたしたケースが続発していたはずです。政府や専門家は、国産メーカーを守るためなら、子どもらを犠牲にして、心が痛まないのです。

念のため言っておくと、小児麻痺は、日本からは自然界のウイルスがいなくなったので、不活化ワクチンも無意味です。

高齢者を対象とする「無効・有害」な肺炎球菌ワクチン

昔、インフルエンザの「直接死因」のほとんどは（インフルエンザをきっかけとして生じた）「細菌性肺炎」でした。

いろいろな細菌が「原因菌」になりえますが、「**肺炎球菌**《はいえんきゅうきん》」が圧倒的に多かった。この細菌による肺炎は、世界各国の平均寿命を押し下げていました。

そこに登場したのが、医学史上もっとも重要な発見といわれる抗生《こうせい》物質「ペニシリン」です。イギリスのアレクサンダー・フレミング医師が「青カビ」から分離し、（第二次世界大戦後に）量産されるようになったおかげで、肺炎球菌は（いったん）人類にとっての脅威ではなくなりました。

ところが「耐性菌」が出現したのです。

細菌はじつに賢く、自身にそなわるさまざまな装置や手段をもちいて、抗生物質に対する耐性を獲得します。その耐性菌をやっつける新しい抗生物質をつくったら、それも効かない別の耐性菌が誕生する……。

こうした「イタチごっこ」の末、すべての抗生物質に耐性をもった細菌も登場しています。

肺炎球菌でも事情は同じで、抗生物質が効きにくくなっています。

そのためもあって、「予防が大切」「ワクチンだ」という流れになり、**「肺炎球菌ワクチン」**が開発されました。ここでは高齢者むけのワクチンについて解説します（乳幼児むけのワクチンは、拙著『ワクチン副作用の恐怖』文藝春秋）。

ワクチンに「効果」があるか否かは「臨床試験」で判定されます。いくつかの段階がありますが、**いちばん大切なのは最終段階である「第三相《そう》試験」です**。「比較試験」であり、ワクチンを打った場合と、打たなかった場合をくらべます。

肺炎球菌ワクチンの比較試験は（世界で）数件、実施されています。最大規模のものを見てみましょう。

オランダで実施された比較試験は、65歳以上の（在宅の）男女8万4000人を2班にわけ、片方には「プラセボ」（生理食塩水）を注射し、他方には肺炎球菌ワクチンを打って、4年ほど経過を見ています。

結果、総死亡数はというと、

【総死亡数】

プラセボ群　　3005人
ワクチン群　　3006人

と、変わりませんでした（N Engl J Med 2015;372:1114）。

念のため、肺炎球菌による死亡数を見てみると、

【肺炎球菌肺炎による死亡数】

プラセボ群　　2人
ワクチン群　　2人

と、同じでした。それにしても、4万人以上にワクチンを打ってこの結果では……。ふつうに日常生活を送っている人は、たとえ高齢でも、ワクチンを打つ必要がないし、打っても効果がない、と言えます。

日本にも比較試験があります。高齢者への肺炎球菌ワクチン接種を（厚労省が）承認するに際し、決め手となった試験です。

この試験では、介護施設に入所している男女1006人を2班に分け、比較しています。結果、肺炎球菌肺炎による死亡数などがワクチン投与で減ったとされています。

しかし、①副作用の発生状況が記載されておらず、②（評価項目によって）被験者の人数が変動するなど、信頼しがたい研究報告です（詳しくは前掲書）。

ただし、信頼できそうな指標もあります。総死亡数です。被験者が死亡した事実は、誰にとっても明白なので、ごまかしがきかないからです。

そこで総死亡数を見ると、

【総死亡数】

プラセボ群　80人
ワクチン群　89人

と、ワクチン群で増えていました（BMJ 2010;340:c1004）。

もし肺炎球菌肺炎による死亡数が（論文記載のように）減っているのだとすると、それ以上にワクチンによる「副作用死」が増えて、総死亡数を押し上げたことになります。これでは「無効」という以上に「有害」です。

この（介護施設の入所者を対象とした）試験結果をもとに日本では、高齢者（全般）に対する肺炎球菌ワクチン接種が承認されました。その結果、元気な在宅高齢者も打たれています。

しかし元気な高齢者は、前述したオランダでの比較試験からわかるように、ワクチンを打つ意味がない。

専門家・製薬会社・厚労省からなる利権集団は、このように「無効・有害」な試験結果をもとに、元気な高齢者までをもワクチンの対象とすることに成功しました。他方で、介護施設では、ワクチン接種によりバタバタと亡くなっているはずです。

結核ワクチン「ＢＣＧ」の有効性は明らかではない

結核は、かつて非常に恐れられた感染症です。世界中で多くの死者をだしたため、「生きたウシ結核菌」をもちいた**「ＢＣＧ」ワクチン**が開発され、多くの国で接種されるようになりました。

しかし（天然痘や小児麻痺のワクチンと異なり）ＢＣＧの有効性は、今ひとつ明らかではありません。いろいろな研究結果を見ると、効果があったり、なかったりするからです。

結核が自然に減ってしまったことも、ワクチン効果の確認を難しくしています。

たとえばイギリスは、産業革命によって都市人口が急増したため、（劣悪な労働・生活環境におかれた）人びとの結核による死亡率が極めて高かった。それが（第二次世界大戦後）ＢＣＧを導入する前に、死亡率は（自然に減って）ゼロ近くになっていました。

人びとの栄養状態や生活環境が改善したことが減少理由でしょう（生存率のグラフは拙著『医原病』講談社プラスα新書）。

日本でも同じことが起こりました。

次ページの**図５**は、結核による死亡率の推移です（死亡率は、人口10万人あたりの死亡者数で表している）。

第二次世界大戦（１９３９〜１９４５年）の前から、戦中・戦後にかけて、とてつもなく多くの人びとが結核で亡くなられています。国民の栄養状態が悪く、衛生環境もよくなか

図5　日本での結核の死亡率

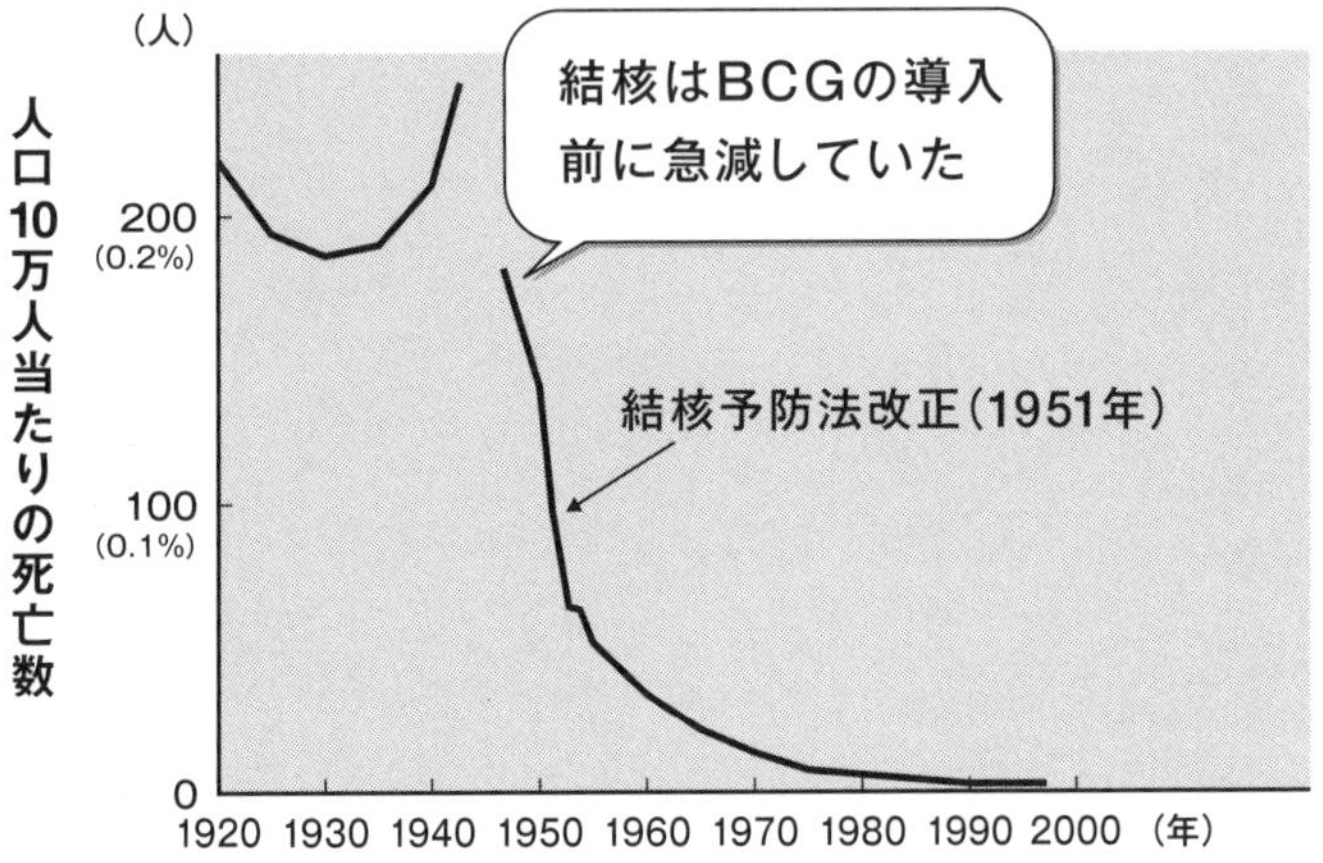

出典：厚生労働省　人口動態統計（1944～46年はデータなし）

ったからでしょう。

そこで戦後、国は「結核予防法」を改正し、BCGワクチン接種に乗りだしました。ところがその前から、図5に見られるように、結核死亡率が（自然に）急減していたのです。敗戦後の経済復興が、国民の体力などに好影響を与えたのでしょう。

このように結核に感染して発症するかどうかには、さまざまな因子が関係するので、BCGの効果も測りがたいわけです。

いずれにしても結核は、大多数の日本人にとっては過去の病気になっています。

今でも発症者や死者が生じてはいるのですが、結核菌を体内に持っているのは、戦中・戦後に結核にかかった方々です。その人たちが高齢化によって体力が落ちると、結核菌が活動を再開するのです。

結核菌は天から降ってきたり、地からわいたりするものではないので、高齢者から結核菌をもらわないように気をつければいいわけです。

今もBCG接種がつづけられている理由とは？

世界的に結核が激減しているため、BCG接種を中止した先進国が多いのですが、日本では乳児への接種がつづけられています。その必要があるのでしょうか。

この点、乳児のほぼ全員（100万人前後）が（毎年）BCG接種をうけてきたのに、結核を発症する子どもはゼロになりません。

ワクチン効果が一番高いはずの0〜4歳児でも（毎年）十数人が「ヒト結核」を発症しています。同居の高齢者などからうつるのでしょう。

ほぼ全員に接種してこれでは、BCGの有効性に疑問がわきます。ただし死亡者数は、毎年0〜1人（0〜4歳）。抗《こう》結核薬が効くからでしょう。

このようにBCGの有効性は不明ですが、確実なのは副作用です。

ウシ結核の生菌を接種するため、「**全身播種《はしゅ》性BCG感染症**」や「**骨炎《こつえん》**」など、「**ウシ結**

核」の症状を発症する子どもが少なくないのです。

ウシ結核を発症するのは、主に（BCGを接種したばかりの）乳児です。その乳児では、「ヒト結核」の発症者の数倍（5倍程度）が「ウシ結核」を発症しているのです（データを含め詳しくは前掲書）。

こういうありさまなのに、なぜBCG接種をつづけているのか。

ワクチンを製造するメーカーと、小児科医たちの経済的利益のために続行されているのでしょう。

とくに小児科医は、少子化と（競争相手である）医師が増えつづけていることの両面から、経済的苦境に立たされています。本当の病気の子どもだけを診ていたら、人びとが健康に暮らす現在では、収入がなかなか伸びない、というより減収・減益に向かうはずです。

その点ワクチンは、健康な子どもに打つので、全児童が対象になります。小児科医にとって、またワクチンを製造するメーカーにとって、救世主的な存在になっているわけです。そのため一度承認されたワクチンは、なんとか廃止させずに死守しようと頑張るのです。

先に検討した小児麻痺ワクチンも（同じ理由で）不要になっても続行されてきました。

なおＢＣＧが、新型コロナの「ファクターX」（のひとつ）ではないか、という考えについては、前に検討しました（第2章）。

もしそうであっても、高齢者が（新型コロナ予防にと）ＢＣＧを打つのはやめたほうがいい。これからＢＣＧを打って（新型コロナが）予防できるかは不明だし、体力が低下している高齢者は「ウシ結核」の発症リスクが高くなると思われるからです（ＢＣＧで実際にウシ結核を発症して死亡したケースは、N Engl J Med 2021;384:651）。

ワンちゃんが犠牲になっている狂犬病ワクチン

狂犬病は、イヌやネコなどの「ウイルス保有動物」にかまれて、唾液《だえき》中のウイルスがヒトの組織に入り、それが「末梢神経《まっしょう》」を伝って脳にまで達すると、マヒなどの症状がでる病気です。

マヒ症状を発症したら１００％治りませんが、ワクチンを接種しておけば発症を予防できます。それゆえ、狂犬病や野犬が多い国へでかけて滞在が長くなるのであれば、ワクチン接種を検討しましょう（任意接種）。要するに「**狂犬病ワクチン**」は、国や環境次第では有効なのです。

でも日本に住んでいるかぎり、狂犬病を心配する必要はありません。1957年以来、ヒト、イヌ、ネコへの自然感染が認められていないからです。

ところが「狂犬病予防法」が存在します。その法律では、(犬の飼い主は)飼い犬に年に一度ワクチン注射をすることが義務づけられている(猫は対象外)。怠ると、飼い主に罰金刑が科されることがあり、実際、年間100人前後が起訴されています。

しかし、これは天下の悪法です。理由は、①もう60年以上、ヒト、イヌ、ネコを通じて、日本国内での感染・発症がないので、犬にワクチンを接種しつづける意味がない。

日本で狂犬病が発生しないのは、島国であり、検疫《けんえき》体制が厳格なので、もしウイルス保有犬が日本に入ろうとしても、検疫での保管期間中に発症・死亡してしまうからです。私たちは狂犬病に関しては、検疫体制を信頼すれば十分です。

つまり犬へのワクチン不接種は、②なんら「法で守るべき利益」を侵害していない。それなのに飼い主に刑事罰を科するのは、日本の司法制度の大汚点です。司法は国民ではなく、獣医やワクチンメーカーの利益を守る存在と化しています。

そしてワンちゃんの被害がひどい。農水省への届け出があった分だけで、③日本全体で(毎年)十数頭が(副作用で)死亡しています。獣医が報告しない「暗数《あんすう》」(統計には現れない数値）を考慮すると、数十頭から１００頭以上にも及ぶでしょう。

このようにワンちゃんが多数死亡するのが、まったく無意味なワクチン接種のせいですから（正真正銘の）犬死です。獣医たちはというと、ネットなどで普段まともな発言をしている方も、犬への狂犬病ワクチンに話が及ぶと「接種すべき」と主張するか、言葉を濁《にご》します。

これも村八分を恐れ、自身の獣医院の経営を考慮してのことでしょう。

川崎病は、なぜか原因不明のまま

川崎病《かわさきびょう》は、ウイルスによる風邪症候群にかかったあとや、さまざまなワクチン接種のあとによく発症します。

そしてＢＣＧです。川崎病は、ＢＣＧ接種をやめた欧米諸国には少なく、ＢＣＧ接種をつづける東アジアに多いのです。とりわけ日本での発症数（率）は世界一。今も年々、発症数が増加の一途をたどっています。

こういう事実からは、「交差免疫」によって川崎病が発症していると思われます。というよりも（かなりのケースが）ＢＣＧその他のワクチンをきっかけに発症しています（前掲

『ワクチン副作用の恐怖』では、この問題に1章を割いて解説)。

ところが(川崎病の診療にあたる)小児科医たちは、開業医から学会トップまで「川崎病の原因は不明」と口をそろえています。

奇妙なのは、小児科医たちが「ワクチン接種のあとに川崎病が発症した」という趣旨の(数多くの)論文を学会で報告しているのに、誰もが「原因不明」と結論していること。

こういう論文は言外に、「ワクチンが原因だ」と語っているわけですが、その結論を論文の中に書きこむと「村八分」が待っているからです。なぜって、(前述したように)ワクチンが小児科医と学会の生命線ですから。


以上のように、**検討したワクチンはどれも、「有効である」「副作用がないか少ない」「必要性がある」という、ワクチンに必要とされる三要素のどれかが欠けています**。なかには肺炎球菌ワクチンのように、全部が欠けているものもある。

はたして新型コロナのワクチンにおいて、これら三要素はどうなるのでしょうか。

なお子ども用のワクチンも問題山積です。ただそれを検討するのは本書の目的からはずれるので、前掲『ワクチン副作用の恐怖』を参考にしてください。

第6章

インフルエンザワクチンが語ること

インフルエンザワクチンの何が問題なの？

学童への接種が導入の始まり

ワクチン接種に際しては、当該ワクチンの「有効性」「副作用」「必要性」という三要素を別個に検討することが大切です（前章）。

ただ新型コロナでは、ワクチンが実用化されて日が浅いため、三要素の判断材料が圧倒的に不足しています。

そこで、長年にわたる接種実績があるインフルエンザワクチンを検討し、新型コロナワクチンにも通用するであろう「教訓」をひきだしておきましょう。

両者は、①変異しやすい「ＲＮＡウイルス」であること、②パンデミックを引き起こすほどの「感染力」があることなど、いろいろな面で似ています。新型コロナのワクチンでもこうなるかもしれない、と考えながら読み進めるとよいでしょう。

スペイン風邪《かぜ》のあと、第二次世界大戦前には、インフルエンザのワクチンが完成していました。ウイルス「粒子《りゅうし》」の全体を使用した「**全粒子性《ぜんりゅうしせい》ワクチン**」です。

ただし、現在では（開発段階での）必須の方法とされている（プラセボとの）「比較試験」が（その頃の常として）実施されていないので、有効性や副作用が定かでないのに承認されたわけです。

ウイルス粒子の成分をヒトの体内に入れるのだから、免疫《めんえき》システムが働きだすに違いない、という研究者や製薬会社の信念ないし期待感が、ワクチンが実用化された根拠だったとも言えます。

さて戦後、日本にもインフルエンザワクチンが導入されました。

接種対象とされたのは、主として学童です。子どもは、それまでの人生で（大人より）インフルエンザに感染する機会が少ないので、免疫もあまりできていないはずだ、助けてやろう、という「思いやり」があったことは確かでしょう。

第二の理由は「学童防波堤理論」ないし「社会防衛論」です。インフルエンザは、まず学校に通う子どもらの間で流行し、ウイルスをもらった学童が帰宅して、大人が感染する。だから学童にワクチンを打てば、社会に流行が広がるのを防止できる、というのです（なお、この理論は後に、前橋市医師会が実施した調査で否定されています。最初に子どもの間で流行する、ということからして、根拠がなかったように思います）。

第三の理由は、医薬品業界の「目論見《もくろみ》」です。その頃から、ワクチンを将来の医薬品市場の柱にしようという（厚労省が音頭をとる）業界の計算があったはずです。

新しいワクチンを導入しても、判断力のある成人が打ってくれるかどうかはわからない。けれども、子どもには学校で一律に打てるので、ワクチンの製造量と販売量を（製薬会社のリスクなく）増やせるぞ、と。

それやこれやで、1962年に学童への「集団予防接種」が始まり、1976年には法律で「義務化」されました。

社会問題となったワクチン禍

ところが、多数の子どもに接種したため、ショック死や、重大な脳障害などが相次いだのです。そして1964年に、副作用被害の救済を求める、最初の訴訟が起きました。

他にも種痘《しゅとう》、三種混合《さんしゅこんごう》ワクチンなどで同じような副作用が生じ、救済・補償を求める訴訟が多発する事態となり、「**ワクチン禍《か》**」と呼ばれ、社会問題化しました。

国は、自分らには落ち度がない、責任がない、と主張しつづけたのですが、最終的に敗訴し、予防接種体制の「不備・過失」が裁判所によって認定されました（東京高裁判決1992年12月18日）。

そのため国は1994年に「予防接種法」を改正し、学校での「集団接種」、「義務接種」を廃止したのです（その後の動きについては後述）。

では、インフルエンザワクチンの有効性はどうなのか？

否定されたインフルエンザワクチンの有用性

インフルエンザワクチンの有効性は、大人と子どもとに分けて考える必要があります。それまでの「感染歴」に違いがあるからです。

結論から言うと、インフルエンザに**罹患《りかん》した経験がないか、罹患した回数が少ない子どもでは、**ワクチンに**発症防止効果があるようです。**ただしそのことイコール、ワクチン接種に意味がある、有用である、とならない点が難しいのですが。

解説しましょう。

1970年代になって、イギリスの「寄宿学校」に在籍する男子を対象に、インフルエンザワクチンに関する（簡略化した）「比較試験」が実施されました。親の同意がとれた子どもを「接種」群とし、同意がとれなかった子どもは「非接種」群です。

ワクチン効果の有無は、（発熱、のどの痛み、頭痛などの）「インフルエンザ様《よう》症状」が生じるかどうかで判断しました。

すると試験を始めた年には、インフルエンザ様症状を発症した子は、非接種グループが14・8％で、接種グループが2・9％でした。ワクチンは有効だったのです。

なお「有効率」を算出すると、「80％」になります（計算法は後述）。

比較試験は、その後もつづけられました。もちろん、各シーズンに流行しそうなインフルエンザウイルスの「型」を予想し、それ用のワクチンを使うのです。

そして、都合3回の流行があったところで、試験は打ち切られ、データが集計されました。

結果は、おそらく読者にとって意外でしょう。

結果解析では、子どもらは、ワクチンをうけた回数によって、①1回、②2回、③3回のグループと、④1度もうけなかったグループに分けられました。

すると①〜④までのすべてのグループで、（インフルエンザ様症状の）「累積」発症率は、40〜50％の範囲に収まったのです。

つまりワクチン接種の有無や回数によって、累積発症率に差が見られなかった（Lancet 1979;1:33）。

たとえワクチンが初年度の発症率を下げても、数年を通じての発症率に差がでなければ、接種をした、あるいは接種を繰り返した意味がない、と言えるでしょう（ワクチンを打つ手間や費用、副作用などを考えれば、なおさらです）。ワクチンは有用ではない、もしくは無用というべき結果です。

なぜそうなるのか。おそらくこういうことです。

まず、㋑ワクチン接種によっては、ワクチンに使われた「型」のウイルスに対する免疫しか得られない。

そのため㋺ワクチンの「型」が、その年に流行したウイルスの「型」と一致したときだけ、発症の予防効果がある。㋩一致していれば症状の発症率を減らせ、「ワクチン有効」と判断される。

㋥けれども、複数年にわたって何度接種しても、ワクチンで使われなかった「型」のウイルスに感染し発症するのを予防する力は乏しい。

これに対し、**インフルエンザウイルスに「自然感染」した場合には、将来感染するであろう「別の型のウイルス」に対する免疫も得られるケースが増える。**

自然感染だと、前に解説した「交差免疫」が働きやすいのでしょう。

ではこの試験で、3回の流行があったのに、ワクチンをぜんぜん打たなかったケースの約半数が、寄宿舎という「密」な環境において、一度もインフルエンザ様症状を発症しなかったのはなぜか。

比較試験が始まる前から、3つの型のウイルスに対する免疫を得ていた可能性があります。もしそうだとすれば、それも「交差免疫」によるのでしょう。

交差免疫を生じさせた病原体の候補としては、別の型のインフルエンザウイルス、従来型コロナなどの風邪ウイルス、さまざまな細菌など、いろいろ考えられます。

新型コロナの場合にも、日本人の多くに、交差免疫が生じている可能性があります。それが日本人の重症化率が低い原因なのかもしれません。

またこの試験は、ワクチンが当初「80％」と高い有効率であっても、時の経過とともに「有用でなくなる」ことを示しています。

高齢者は副作用死に気をつけること

では、高齢者に対するインフルエンザワクチンの効果はどうでしょうか。

オランダで、かなり厳密な「比較試験」が実施されています。

60歳以上の健康な男女1800人余を2班に分け、片方にはインフルエンザワクチンを打ち、他方にはプラセボ（生理食塩水）を打って、経過を見ています。

現在のような（ウイルスを調べる）「綿棒検査」がない時代だったので、「インフルエンザ様症状」がでるかどうかで、ワクチン効果を判定しています。

そこで症状の発症率を比べると、

【インフルエンザ様症状の発症率】

プラセボ群　4・2％
ワクチン群　1・7％

と、ワクチン群で2・5％ほど改善しています。


発症数の差は100人に2~3人と、小さいですが、ワクチンが無効と言うのは難しい。

「ワクチン有効」と評価すべき結果でしょう。が、同時に、症状は自然におさまるので、

「ワクチンは有用でない」という評価も可能です。

注意しなければならないのは、この結果をもって、ワクチン専門家たちはしばしば、

「ワクチンは約6割に有効」と強調することです。

そう聞けば、一般の方々は「凄《すご》い」となりますが、錯覚です。

なんとなれば、ワクチン群において減った発症率の「2・5％」を、プラセボ群の
「4・2％」で割って「6割」という数値を導きだしているからです（2・5％÷4・2％＝0・595）。専門家たち（の一部？）はこういうごまかしを平気でするので、要注意。

新型コロナのワクチンでも、同じ論法が見られます（次章）。

この試験で、より重要なのは「総死亡数」です。というのも、

【総死亡数】

プラセボ群　3人
ワクチン群　6人

と、ワクチン群のほうが3人多く亡くなっているからです（JAMA 1994;272:1661）。

この試験が実施された時代（1990年代）の60歳以上というと、現代でいえば70歳以上に相当するでしょう。したがって、1800人規模の試験で、自然な死因による死亡者が見られるのは当然かもしれません。

問題は、すべての死亡が「急死」だとされていることです。つまりワクチン群で増えた3人は、ワクチンの副作用で急死した可能性が高い。

新型コロナのワクチンも、高齢者が優先されるはずなので、さまざまな副作用や副作用死が増えることが十分に予想されます。

「検査病」になったインフルエンザ

次ページの**図6**は、日本におけるインフルエンザ患者数の推移です。

インフルエンザと診断された人は、1957年には100万人もいました。ところが以後の流行期は、患者数が大きく減っていき、1997年には8800人と、1万人を割りこんでいます。

この間インフルエンザは、発症した季節と症状で診断されていました。冬場になって突然に生じた高熱、全身倦怠《けんたい》感、頭痛などから、医師たちは「症状がふつうの風邪《かぜ》とはちがう」、「冬場に発症したことからしても、インフルエンザだろう」と判断していたのです。

つまりこの図は、インフルエンザ様症状を発する人が激減したことを意味します。

でもそれは、ウイルス感染が減ったことを意味しない。そのことが、新しい検査法の導入で明らかになりました。

新しい方法とは「**綿棒検査**」です。簡易キットでウイルスの有無を調べる検査が1999年に臨床現場に導入されると、インフルエンザの患者数は、(それまでの1万人弱から)6万5000人と激増し、翌年には77万人になりました。

図6　日本におけるインフルエンザ患者数の推移

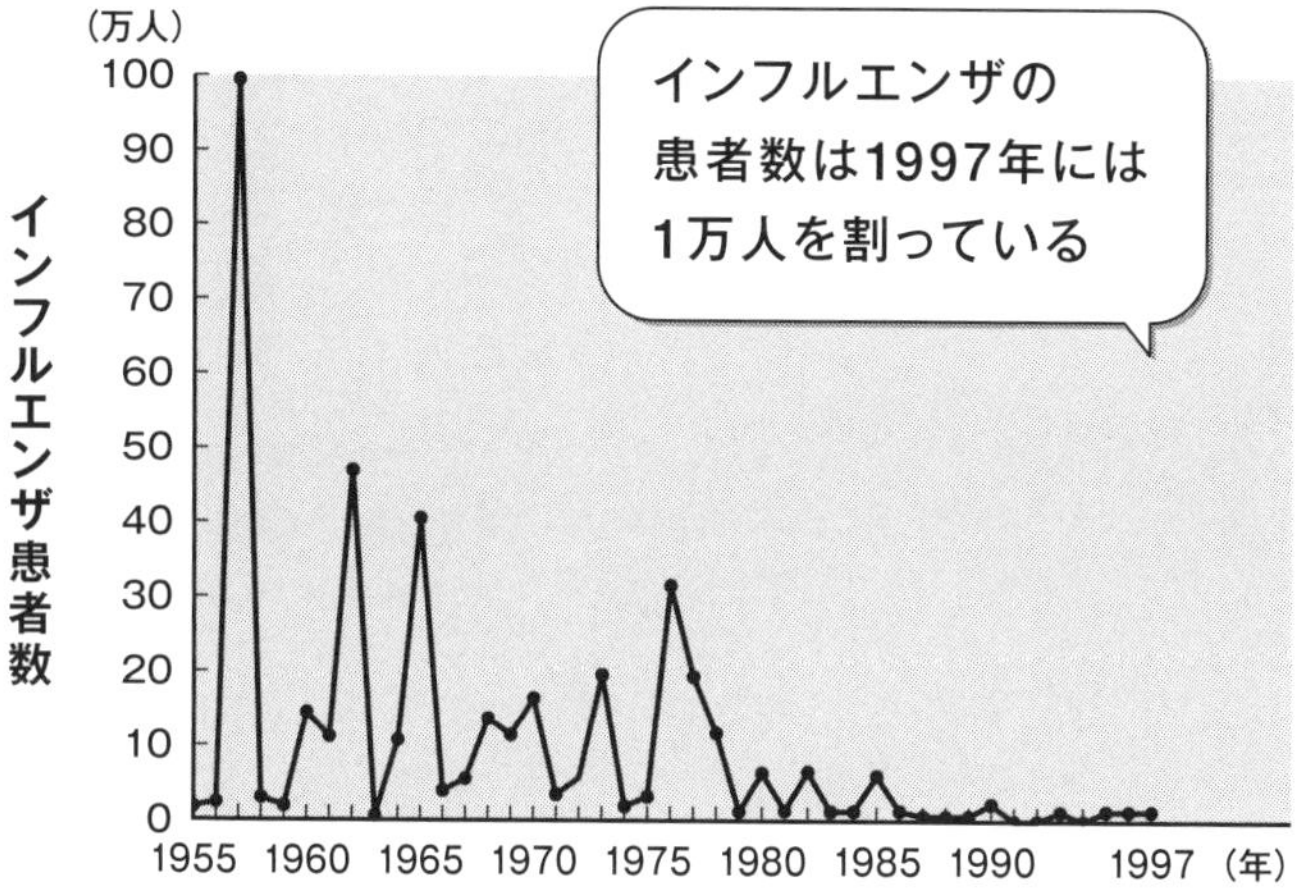

出典：厚生労働省　伝染病統計　1997年

今、日本では毎年、インフルエンザに1000万〜2000万人が感染している、と言われているのも、綿棒検査が理由です。昔のように激しい症状を呈《てい》する人は少なく、たいていはふつうの風邪症状で受診して、綿棒検査で「インフルエンザ陽性」となるわけです。

つまり現在のインフルエンザは、たいていが「**検査病**」と言えるのです。

このことが（81ページで解説したように）新型コロナが流行しているのに（それより感染力が強いであろう）インフルエンザの診断数が激減した理由でしょう。

見方を変えると、昨年までインフルエンザと診断されていた人たちの99％以上は、綿棒検査をうけなければインフルエンザとは診断されず、「ただの風邪」とされていたはずです。

もちろん、インフルエンザをきっかけとして亡くなる方は今でもおり、それらのケース

では検査病とは言えません。

ただそのほとんどは高齢者で、体力が落ちていたり、基礎疾患《しっかん》があったりします。

そういう人たちは、ふつうの風邪をきっかけとしても（細菌感染を生じたりして）亡くなりやすい。それは高齢者のふつうの亡くなり方ないし「定め」ですから、人智《じんち》でどうにかしようとしても、どうにもならない面があるわけです。

他方で、圧倒的多数の（高齢でも元気な）方々は、今の時代、インフルエンザに感染したことに気づかないか、かりに気づいても（検査をうけなければ）「風邪だろう」で終わってしまう。それまでの長い人生において、いろいろな病原体に感染してきたことの効果でしょう。

このような状況なのに、インフルエンザワクチンを毎年のように打つ必要があるでしょうか。**ワクチン接種の必要性は、毎年のように数千万本を製造しないと「首」がまわらな**

い医薬品業界のほうにあって、人びとの側にはない、というべきでしょう。

付言すれば、①風邪症状での医療機関への受診、②綿棒検査、③インフルエンザと判明した場合の抗ウイルス薬、いずれも不要であるわけです。

「怖いぞキャンペーン」とワクチン業界の復興

話をもどします。

1986年にはインフルエンザだけで、年間1700万本のワクチンが製造されていましたが、ワクチン禍などで、1994年には30万本に落ち込みました。

しかし国（つまり厚労省）は、いろいろな手をうちました。そのすべてが、ワクチン製造量の増加につながったように思います。

ひとつは、すべてのワクチンを「任意接種」としたこと。

国はワクチン接種をお勧めするけれども、義務ではない（勧奨接種）。打つかどうかを決めるのは本人や親御さんだから、もし後遺症が生じ、死亡しても、国に責任はない。被害者の「自己責任」であると。

これで国や製薬会社は、賠償責任を（原則）気にせず、ワクチン事業を推進できるようになりました。

第二には、インフルエンザワクチンの主たるターゲットを（子どもから）、成人（とくに）高齢者に変更したこと。高齢者が自主的に打つように仕向けるために、「インフルエンザは怖いぞ」キャンペーンを開始しました。

具体的には、高齢者施設で（複数の）死者がでると、マスコミに情報を流し、大きく報道させたのです。インフルエンザ関連記事の（年ごとの）件数を集計すると、ワクチン製造量がどん底に落ち込んだ1994年から右肩上がりに急増していることがわかります（グラフは拙著『成人病の真実』に掲載）。

そして「インフルエンザ脳炎・脳症」です。第4章で述べたように「薬害」であるのに、それを国は頑として認めず、クスリは「重症化因子だ」とした（今も）。結果、一般の方々の「インフルエンザ恐怖症」が増幅し、ワクチン接種者は急増・（落ち込みから）急回復。インフルエンザの製造量は（94年の30万本から）年間5000万本を超え、新型コロナの2020年は6650万本が供給予定とされました。

今のインフルエンザワクチンは「水のようなワクチン」

国や製薬会社には、ひとつ懸念《けねん》がありました。これまでのワクチン製造法では、副作用の問題が解決しないからです。

いくら「打った者の自己責任」だと言ったところで、「ワクチン禍」のような被害が相次げば、国民の不安も高まりますし、ふたたび訴訟も起きるでしょう。

そこでワクチン製造法を変更することにしました。

それまでのインフルエンザワクチンは、（前に触れたように）ウイルス粒子の全体を使った「**全粒子性《ぜんりゅうしせい》ワクチン**」です。

その製法を変更し、ウイルス粒子を（薬品で処理して）バラバラにし、その一部を用いてワクチンとします。英語のスプリット（裂く）をもじって「**スプリット・ワクチン**」と呼ばれるこのワクチンは、たしかに副作用が弱くなります。

その半面、インフルエンザウイルスに対する免疫をつける力も弱くなる。つまり、それまで以上に効果が落ちるわけです。

専門家のあいだで、こんなやり取りがありました。

「北海道大学の喜田教授は、当時（製法の）変更に反対した一人だ。『スプリット・ワクチンにしたら、効き目をあらわす〝力価《りきか》〟は（全粒子性ワクチンの）5分の1から25分の1に落ちてしまう』

喜田教授は高名な小児科医と安全論争をしたことを覚えている。

『水のようなワクチンを作れというのか』

との問いかけに、その小児科医はこう答えた。

『そうだ』」（AERA 2009.10.26）

新型コロナのワクチンが登場した場合には、①「力価」が高いけれども副作用が多いワクチン、②水のようなワクチン、③両者の中間、のいずれかになるでしょう。

空騒ぎだった2009年のパンデミック

新型コロナはWHO（世界保健機関）によって公式に「パンデミック」（世界的流行）と認定されましたが、もうひとつパンデミックと認定されたのが、2009年の新型インフルエンザです。新型コロナの参考になります。

２００９年４月、通常のインフルエンザとしては季節外れな時期に、メキシコとアメリカで「新しい型」のインフルエンザウイルスが確認されました。

この「新型ウイルス」は、スペイン風邪のウイルスと似ていたこともあり、「すわ、大変」と、世界中に緊張が走りました。そして同年６月には、ＷＨＯがパンデミック宣言。

しかし時がたつにつれ、重症化する率や、死亡する率は、通常のインフルエンザと同等か、それ以下であることがわかってきました。空騒ぎだったのです。

しかし、「新型だ」、「大変だ」と騒がれた時点で、製薬会社は、急遽《きゅうきょ》、新型インフルエンザ用のワクチン製造に乗りだしました。

ワクチンは製造することを決めてから、実際に実用化されるまでに数カ月かかります。そのため、ワクチンの製造期間中に、「今度の新型はたいしたことがないようだ」との認識が広がっていきます。

でも、走り出したら止まらない（止められない）のがワクチン事業。世界で数十億本のワクチンが生産されました。

インフルエンザワクチンは、国や製薬会社によって製法が（若干）異なりますが、「大変だ」という時期に製造を始めたため、欧米では、通常のインフルエンザワクチンよりも強力なものがつくられました。

外国産のワクチンには、「**アジュバント**」（**免疫補助剤**）という、免疫システムを刺激する物質が加えられたのです（何を加えるかは、製薬会社によって異なる）。

なお日本の「国内産」ワクチンは、それまでの製法を用いており、アジュバントは入っていない。このことは慎重だったとも、急に製法を変更する能力がなかったとも、評価できます。

日本では、外国産ワクチンは5000万本、国内産のワクチンは2700万本が接種可能だったと言われています（厚労省）。

毒性が低かった新型インフルエンザ

日本では、およそ2100万人が新型インフルエンザに罹患《りかん》したと推計されています（2010年第13週まで）。通常の季節性インフルエンザでも1000万〜2000万人なので、大差ありません。

他方、新型インフルエンザによる死亡数は、同年8月末で203人（国立感染症研究所）。

死者には、基礎疾患（持病）を持っている人が多かった。

一定人口あたり死亡した人数（死亡率）は、国によって異なります。死亡数が最も多かったアメリカ（人口が日本の約3倍）では、推計1万2000人が亡くなっています。日本に比べると一桁多く、理由は不明（日本での死者が少ない理由も不明）。

新型コロナでは、日本人の重症化率や死亡率が（欧米に比べて）ずっと低いのですが、新型インフルエンザでも同じ傾向だったわけです。

新型インフルエンザに対し、ワクチンの効果はあったのでしょうか？

新型ワクチンは、比較試験が実施されずに（世界各国で）接種を始めたため、何十億本と打たれても、それが（新型インフルエンザによる）死者を減らしたかどうかは不明です。

ただ、通常型のインフルエンザでは（前述したように）ワクチンは死者を減らさず、逆に副作用死を増やしています。それゆえ日本での死者が少なかったのは、新型インフルエンザウイルスの毒性が低かったため、と考えておくのが妥当でしょう。

隠されるワクチンによる副作用死

では副作用はどうか？

この点日本では、新型インフルエンザワクチンの接種後に「急死」して、担当医が「副作用死ではないか」と（厚労省に）報告したのが「131人」。こういう場合の常として、報告されない「暗数《あんすう》」があったはずです。

ところが（専門家からなる）審議会では、接種後5分で心肺停止したケースを含め、ワクチンで死亡したと認定されたケースは皆無《かいむ》でした（厚労省安全対策／審議会2013年3月12日。詳しくは『ワクチン副作用の恐怖』）。

これは明らかに、副作用死を隠ぺいしようとする意図があります。

なぜならば、現場で「急死」に接した医師は、①ワクチンが直前に打たれているから、ワクチンの副作用死と直感し、報告を上げたのです。

ワクチンを打つ条件は、②健康状態に異常がないこと。それなのに接種後（数分から数日で）急変したから、副作用と考えたわけです。

接種後の急死、重大な障害はワクチンの副作用

ワクチンの副作用ではないかと疑われるケースが生じた場合、ワクチン接種との「因果関係」が問題にされます。

しかしたいてい、専門家たちが検討した結果、「ワクチンとの因果関係は認められない」、「ワクチンとの因果関係は不明」とされてしまうものです。

新型コロナワクチンでも問題になるはずなので、「因果関係をどう認定するか」を考えておきましょう。

Aというワクチン（またはワクチン候補）を打ったあと、Bという死亡ケースが生じたとします。この場合、人びとは「AがBの原因」であることを証明しようとする。証明できれば「因果関係があった」とされ、賠償責任が生じたり、臨床試験がストップさせられたりします。

しかしワクチンにおいては、こういう議論の仕方は間違っていると思います。因果関係を証明しようとすると、ほぼ常に、証明に失敗するからです。

じつはワクチン事故の場合、たいていが**急死**で、かりに**解剖**しても、**各臓器**に「**ワクチンで死んだ**」**という痕跡《こんせき》を残さないのです**。

死亡原因発生から、死亡するまでの時間があまりに短くて、各臓器に組織変化が生じる「いとま」がないのです。これは、心筋梗塞《こうそく》で急死すると、心筋に変化が見られないという事実と似ています。

そのため、ワクチン接種後10分で急死しても、厚労省の専門家たちに検討させると、「因果関係は不明である」とされてしまうのが現状です。解剖しても、各臓器に痕跡を残さないからです（拙著『ワクチン副作用の恐怖』）。

じつは韓国でも、2020年秋からのインフルエンザワクチン接種後に急死が相次ぎ、大騒動になりました。ところが同年12月、韓国政府は、急死した108人を調べたが、「ワクチンを原因とする死亡事例は確認されなかった」と。これも因果関係が「存在することを確認」しようとしたからです。

したがって、発想を転換し、「証明」のための論理構造を変える必要があります。

ワクチンは、安全性を厚労省や専門家らが保証したからこそ打つものであり、接種前には担当医が「健康」であることを確認しています。

それゆえワクチン接種後の急死や、重大な障害はそれ自体が、ワクチンが原因であることを推定させる、とするのです。

この推定を破る（否定する）には、ワクチンと急死・障害のあいだに「因果関係がない」ことを、因果関係がないと主張する側（専門家・製薬会社・厚労省）が「証明」する必要がある、とするのです。

こうすれば、ほとんどのケースの因果関係は、一般の方々の納得がいく解決に至るはずです。

新型コロナワクチンでも、もし急死や神経マヒなどの重大な症状が生じた場合、厚労省や専門家に任せておくと、「マヒや急死は、ワクチンを打たない人にも生じるものである」、「因果関係は認められない」とされてしまうはずです。

なお、この文章を書いたあと、欧米で新型コロナワクチン接種が始まり、数多くの死亡例が発生しています。ところがすべて、専門家や製薬会社によって「因果関係は不明」ないし「因果関係がない」と片付けられており、公式に「副作用死」と認定されたケースは皆無、という状況です（218ページ以下）。僕の予想は当たりました。

したがって、①マヒや急死は副作用と推定し、②厚労省や専門家に「副作用ではないこと」を証明させるべきです。

第7章

新型コロナのワクチンは打ったほうがいいの？

新ワクチン接種の前に考慮すべきこと

拙速承認の可能性が高い開発中のワクチン

新型コロナのワクチンが複数、2020年末までに臨床試験を終え、各国政府の承認を得て、一般人への「実地接種」が始まっています。

ただ、どのワクチンも、開発から承認までの動きが急すぎて、ワクチンの実力が明らかになっているとは言いがたい。

製法や性質が（従来のものとは）まったく異なるワクチンも多いのに、私たちが手に入れられる情報といえば、製薬会社からの一方的な発表だけと言える状況です。それも「有効」情報ばかりで、「副作用」情報が決定的に欠けています。

そこで本章では、新型コロナのワクチンがどのようなものなのか、これまでの研究論文（と製薬会社の発表）をもとに検討します。

開発経緯がわかるように、承認前の「試験段階」から始め、（出版作業との関係で）２０２１年１月初めまでの動きを盛り込みます。

ＷＨＯ（世界保健機関）によると、研究・開発中のワクチン候補は計「１９３件」。そのうち「42件」が、ヒトを対象とした臨床試験に着手ずみです（DRAFT landscape of COVID-19 candidate vaccines ２０２０年10月）。

着目すべきは、ワクチンが「**第三相《そう》試験**」という、臨床試験の最終段階を終えているか否かです。これは、数万人の被験者を2班に分け、片方には「ワクチン候補」を、他方には「プラセボ」（生理食塩水）を接種する「比較試験」です。

この点、ロシアと中国では、早々とワクチンを実地接種し始めたのですが、どちらも第三相試験抜きで承認したという、お粗末かつ乱暴な代物《しろもの》です。したがって検討に値せず、本章では取りあげません。

着目すべき第二点は、「有効性」と「安全性」です。

通常、新しいワクチン候補は、研究に着手してから有効性と安全性が確認され各国政府

に承認されるまでに5〜10年もかかります。

ところが新型コロナの場合、開発に着手してから1年未満で承認されたので、「**拙速承認**《せっそく》」とも言え、「重大な副作用」が続出することが危惧《きぐ》されるのです。

「不活化ワクチン」の欠点はアジュバントの混入

WHOの報告では、「第三相試験」の段階にあるワクチン候補は「10件」でした（2020年10月）。どんなものがあるのでしょうか。

従来のワクチンは、病原体をそのまま使っています。例を挙げると、

①弱毒化した（生きた）ウイルスを用いるのが「はしか」や「風疹《ふうしん》」のワクチン。

②よく似た（別の）病原体を使うのが「天然痘《てんねんとう》」や「結核《けっかく》」のワクチン、です。新型コロナでは、これら①、②は、生きているウイルスを使うことになるため危険性が高く、ほとんど研究されていません。

これに対し、「インフルエンザ」や「肺炎球菌《はいえんきゅうきん》」のワクチンのように、③新型コロナウイルスの「死骸《しがい》」（の一部）を用いる「不活化《ふかつか》ワクチン」は、大いに研究されており、第三相試験も数件、実施されています。ただ不活化ワクチンでは、「アジュバント」（免疫補

助剤）を混ぜなければならないのが欠点です（後述）。

遺伝子の一部を使う「遺伝子ワクチン」

新型コロナでは、「新しい製法」がいろいろ試されています。たとえば、④ＲＮＡなどの遺伝子を（ナノテクノロジーを用いて）粒子化し、人体に投与する方法。

新型コロナの遺伝子すべてを投与したら、生きているウイルスを投与したことになりかねないので、遺伝子の一部を用います。ウイルスが細胞に接着するカギとなる「**スパイクタンパク**」（28ページ）の遺伝子を用いる方法が大半です。

これらのワクチン候補は、Ⓐ投与すると、スパイクタンパクに対する抗体ができ、Ⓑ本物のウイルスがやって来たときに、抗体がスパイクタンパクに結合する、Ⓒそのためウイルスが（人体の）細胞に接着できなくなり、ひいてはウイルスが細胞内に侵入するのを妨げる、という筋書きになります。

ただ、病原体の死骸を用いた場合と同じく、遺伝子だけを投与しても、免疫システムは十分に活性化しないようです（抗体ができにくい）。そのため「アジュバント」の役割を果たす物質を混ぜます。それによって抗体は増えるはずですが、他面、副作用が増強する懸《け》念《ねん》も強くなります（後述）。

遺伝子の運搬役にウイルスを用いる

別の方法は、⑤RNA遺伝子を体内の細胞に届けるのに、別個のウイルスを用い、それに遺伝子を入れてワクチンとするもの。「**アデノウイルス**」がよく使われています。この方法だと、アデノウイルスは（体内の）細胞のなかに自然に入っていくので、新型コロナの遺伝子を届けられます。

またアデノウイルスは一種の病原体なので、それに対する「炎症」が生じ（つまり免疫システムが活性化され）、抗体産生《さんせい》を助けます。

しかしアデノウイルスには、おぞましい過去があります。

もともと、がんや先天性疾患の遺伝子治療において、遺伝子の運搬役としてアデノウイルスは大いに期待され、使われ始めていました。

ところが1999年に、アメリカのペンシルベニア大学で、アデノウイルスの全身投与によって、1人の患者が（急性の）肝臓などの機能不全を起こして死亡したのです。これにより遺伝子治療には急ブレーキがかかりました。

アデノウイルスを使う遺伝子ワクチンは、さてどうなるでしょうか。

問題はアジュバントの副作用

ここで「アジュバント」（免疫補助剤）について説明しておきましょう。

弱毒ウイルスやＢＣＧなど、生きた病原体を使うワクチンは、接種部位《ぶい》が赤くなったり痛みがでたりしますね。これは注射した局所に「炎症」が生じているからで、炎症は、免疫システムが活性化している証拠なのです。

炎症が生じると「抗体」は順調に産生《さんせい》されます。

これに対しウイルスの死骸や遺伝子は、投与しても免疫システムが活性化されにくく、抗体が十分に産生されない恐れがあります。そこでアジュバントと呼ばれる、さまざまな物質を一緒に投与するわけです。

アジュバントを加えれば、免疫システムが活性化されて、注射部位に「炎症」が生じます。その結果、抗体がたくさんつくられ、ワクチン効果が高まるはずです。**問題は「安全性」つまり「副作用」です。**

アジュバントが入っていない、通常のインフルエンザワクチンの副作用を見てみましょ

う。医師向け文書（添付文書）に書かれた「重大な副作用」は、

1　ショック、アナフィラキシー様《よう》症状

2　急性散在性脳脊髄《せきずい》炎（ADEM《アデム》、注：脳や脊髄の炎症による破壊）

3　ギラン・バレー症候群（注：四肢《しし》の神経マヒ）

4　けいれん

5　肝機能障害、黄疸《おうだん》

6　喘息《ぜんそく》発作

7　血小板減少性紫斑《しはん》病、血小板減少

8　アレルギー性紫斑病

9　間質性肺炎

10　脳炎・脳症、脊髄炎

などとなっています。

現行のインフルエンザワクチンは（前章で紹介したように）専門家は「水のようなワクチン」と評しています。それでもこれだけの副作用があるのです。アジュバントを加えたら、

どうなるのでしょうか。

2点指摘しておきましょう。

相次いだ2009年ワクチンでの急死

2009年のインフルエンザ・パンデミック騒動のときに、欧米で急遽《きゅうきょ》つくられたワクチンは、アジュバントを加えていました（以下、2009年ワクチン）。

このときのインフルエンザウイルスは（前述したように）通常のインフルエンザとくらべ、毒性が同等以下であったので、2009年ワクチンにアジュバントを加える意味はなかったと言えます。

ところが**2009年ワクチンでは、（アジュバントを加えたためでしょう）フィンランドやイギリスなどの子どもたちに「眠り病」**（ナルコレプシー）**が多発しました。脳の「視床下《ししょうか》部《ぶ》」という部位にある「オレキシン」というタンパク質が攻撃された結果です。**

つまりこの場合の「眠り病」は、オレキシンを攻撃する能力がある「自己攻撃性のリンパ球」がワクチンによって活性化されたために生じた「自己免疫疾患《しっかん》」です（Plos One 2012;7:e33536）。

眠り病を引き起こしたワクチンは、巨大製薬会社「グラクソ・スミスクライン社」が生産したものにかぎられるようで、「ＡＳ03」というアジュバントを使っていました。このアジュバントは、新型コロナワクチン候補のいくつかにも使われています。

２００９年ワクチンでは「急死」も相次ぎました（前章）。

これら副作用死の多くは、（厚労省が内訳を公表していないので推測になりますが）、アジュバント（免疫補助剤）を入れた外国産ワクチンを使ったケースでしょう。

左ページの**表１**に、厚労省に報告された急死例と年齢との関係を示します。注意すべき点は、ひとつには、急死した人数は、年齢が上がるにつれて多くなること。からだが虚弱化する高齢者は、ワクチンの副作用でも死にやすいのです。

ふたつには、若年者や壮年でも、死亡しているケースがあること。これらの人たちが、もし「水のようなワクチン」を打っていたら、死ななかったはずです。アジュバントがいかに危険であるか、その証拠（のひとつ）になります。

なぜ急死するのか。「サイトカインストーム」が生じた可能性があります。

アジュバントを加えたことにより、免疫システムが活性化され、サイトカインが大量に

表1　新型インフルエンザワクチン接種後の死亡報告書

年齢	人数（割合）
0～9歳	3（2.3%）
10～19歳	1（0.8%）
20～29歳	0（0.0%）
30～39歳	3（2.3%）
40～49歳	1（0.8%）
50～59歳	4（3.1%）
60～69歳	15（11.5%）
70～79歳	38（29.0%）
80歳以上	66（50.4%）

出典:厚労省審議会／新型インフルエンザ検討会　2010.3.12

放出されるのでしょう。サイトカインストームが生じれば、若くて元気な人でもひとたまりもないはずです。

　また急死でなくても、アジュバントの影響で、重大な副作用がいろいろ生じます。

　眠り病のように、主としてアジュバントの影響で生じる「**アジュバント病**」と言えるもの（の一部）を列挙しておきます（詳しくは拙著『ワクチン副作用の恐怖』）。

●急性散在性脳脊髄炎（ADEM《アデム》：四肢マヒなど）
●若年者の認知障害
●乳児突然死症候群（の一部）
●自閉症（の一部）
●多発性硬化症（脳組織が硬くなっていく自己

免疫疾患）など

新型コロナワクチンの有効性と副作用を検討する

新型コロナのワクチンが実用化された場合、「有効性」「副作用」「必要性」の三要素はどうなるのか、整理しておきましょう。

【有効性】

新型コロナのワクチンが完成した場合、感染を防止する効果はたぶんないでしょう。

なぜならば感染を防ぐには、上気道《じょうきどう》の粘膜《ねんまく》細胞のうえに（IgA《アイジーエー》）抗体が存在していなければなりません。ところが、現在開発されている「注射タイプ」のワクチンでは、つくられる抗体は「IgG《アイジージー》抗体」であり、それは、からだの内部で産生され、血液中を循環し、粘膜細胞上には現れないからです。

したがって、呼吸によって上気道に到達したウイルスは、邪魔《じゃま》されることなく粘膜細胞に取りつき侵入し、感染は成立します。ただし仮に感染が成立した場合、（ワクチンの影響で）ウイルスがPCR検査で検出できるほどには増えない可能性があります。

これに対し、ワクチン液を上気道に「噴霧《ふんむ》」するタイプであれば、粘膜上にＩｇＡ抗体ができて感染を防止できる可能性があります。ただし現在実施中の（第三相）試験では、噴霧タイプのものは試されていません。

では新型コロナワクチンは、感染症状の「発症」ないし「重症化」を防げるか。

もし血液中の抗体が、ウイルスが他の細胞に取りつき侵入するのを防止できれば、「発症」や「重症化」を防げる可能性があるといえるでしょう。

しかし、実際に「発症」や「重症化」を防げるかどうかは、第三相試験の結果を見守る必要があります。

と思っていたら、複数の製薬会社の新ワクチンが、臨床試験でよい成績をあげたことが報じられました。

新ワクチンの「有効率95％」

先頭をきったのはアメリカの製薬大手ファイザーで、２０２０年11月9日に「中間解析」の結果、発症を防ぐ「有効率が９割超」だったと。会社の株価は急騰しました。

ついで16日には、アメリカの製薬会社モデルナが、やはり中間解析で「有効率が94・5

%」だったと。そうしたら、その2日後の18日には、ファイザーが「最終解析」結果で「有効率が95%」だったと（有効率の意味は次項）。

どちらの会社のも、新型コロナの「ｍＲＮＡ」を「脂質」でくるんでワクチンとする**「RNAワクチン」**で、ヒトに用いられるのは初めてのことです。

この結果をうけ、12月になってアメリカの政府機関ＦＤＡ（食品医薬品局）がファイザーのワクチンを緊急承認したわけです。モデルナのワクチンも、少し遅れて承認されました。

興味深いのは、会社幹部の動きです。ファイザーの中間報告によって株価が急騰したその日に、最高経営責任者（ＣＥＯ）と副社長が自社株を売って、それぞれ５９０万ドルと１９０万ドルを手にしています（CNN Business 2020.11.11）。——常識的には「インサイダー取引」ですね。何か（株価が将来下がりそうな）内部情報を得ていたのでしょう。

有効率95%が意味すること

さて、「有効率が95%」などと聞くと、ワクチンを打った全員がワクチン効果を得る、と思う方が多いようです。ファイザーのワクチンを例に、「有効率」の意味を確認しておきましょう。モデルナなど、その他の会社のワクチンにも共通する話です。

ファイザー・ワクチンの第三相試験は、4万3448人が被験者となり、半数にはワクチンが、残りの半数にはプラセボ（生理食塩水）が2回ずつ接種されました（各群、約2万2000人）。

最終解析では、新型コロナを「発症」していた人数が、プラセボ群で162人。ワクチン群は8人でした。ここから、新型コロナの発症（人数）を95％減らした、有効率が95％だった、との計算になります。

理解を助けるため、100人ずつを被験者にしていた、と仮定しましょう。するとプラセボ群で新型コロナを発症したのは、100人中1人（弱）。それがワクチン群では、ゼロ近くになったわけです。

ただこの結果からは、残りの99人がどうなるかは不明です。つまり、将来も95％の有効率が保てる保証はないのです。そう言う理由はいくつもあります。

まず、①被験者を観察した期間がとても短い。試験は2020年7月に開始され、終了したのが11月。接種後、長くて4カ月（平均で2カ月）しか様子を見ていないのです。

ワクチンを接種した直後には、体内に「抗体」ができているため、発症予防効果があるのは当然です。ところが、新型コロナに自然感染したあとできる抗体は、早くに減少し消失することが知られています。

そして新型コロナでは、②RNA遺伝子が変異するスピードがたいへん速い。同じく変異が速いインフルエンザでは、「効果が切れるから、毎年ワクチンを打て」と言われていますね。このように①、②から、新ワクチンの有効率は、ときの経過とともに落ちていくと考えられます。

基礎疾患がある人を除外している

そして、③第三相試験が、「健康な人たち」を主たる対象にしている、という問題もあります（前掲Draft）。

結果、ファイザーの試験では、新型コロナの重症化因子とされる「心筋梗塞」「腎臓病」「重度の糖尿病」はそれぞれ全被験者の1・0％、0・7％、0・5％しか含まれていません（N Engl J Med 2020;383:2603）。

したがって、ワクチンが切実に必要とされている重大な「基礎疾患」があるケースや、「虚弱な」高齢者での「有効率」や「副作用」は不明なのです。

その後に報じられた、イギリスのアストラゼネカの（ふたつのグループの）試験結果では、有効率はそれぞれ「62％」と「90％」でした。後者はワクチン量が（前者）の半分だったのに、有効率が高くなるという（ある意味）医学常識から外れた結果です。

ただ後者の被験者は「55歳以下」であり、前者にはそれを超える「高齢者」も「基礎疾患」があるケースも含まれていた。それが有効率を下げた可能性もあります。

【副作用】

ファイザーとモデルナのワクチンは、どちらも（インフルエンザのワクチンとは比較にならないほど）接種後の副作用が強烈です。

というのも9割以上に、注射部位の疼痛《とうつう》、頭痛、筋肉痛、倦怠感《けんたいかん》、吐き気、発熱などが見られます。そのうち数％～10％は、耐えられないほどの症状で、発熱も39℃から40℃となります（Meredith Wadman:Science Nov 18 2020）。

前述したように、**基礎疾患がある人や、虚弱な高齢者ではほとんど試されていないので、副作用がどうなるかは未知の領域です。**なお副作用が強いのは、RNAと一緒に投与する

「脂質」が、「アジュバント」として働くからのようです。

さらに心配になるのが、長期的な「後遺症」です。

実際に（試験を中断するほどの）副作用が見られています。

2020年9月、アストラゼネカ社が開発中の、チンパンジーのアデノウイルスを用いたワクチンの第三相試験で、「**横断性脊髄炎**《せきずいえん》」（別名「急性散在性脳脊髄炎」ADEM）が1例、発生しています。めったに自然発生しないタイプの「マヒ性疾患」なので、ワクチンの副作用であることはほぼ確実です。

またそれが報道されたあと、以前に「**多発性硬化症**」を発症したケースがあって、試験を一時中断していたことが明らかになりました。「多発性」というので、脳の複数個所に異常（炎症）が生じたことがわかります。こちらも、ワクチンの副作用でしょう。

会社は横断性脊髄炎が生じたあと、いったんは試験を中止しましたが、とくに説明せずに再開しています。

また製薬大手ジョンソン・エンド・ジョンソン（J&J）が、最終段階に入っていた臨床試験（治験）を一時中断したことが、2020年10月に明らかになりました。

Ｊ＆Ｊは「説明のつかない病気が参加者にでたため、すべての治験で参加者への接種を一時中断した」と。どういう「病気」かについては発表がありません。

遺伝子ワクチンが自己免疫疾患を生む懸念

新型コロナの遺伝子ワクチンには、従来型ワクチンには見られない懸念があります。

ひとことで言うと、**ヒトの正常細胞にウイルス遺伝子が入ると、その細胞が（免疫細胞による）攻撃をうけて「自己免疫疾患」が生じる可能性がある**、このことです。

自然なウイルス感染では、各ウイルスが侵入しやすい臓器や組織は決まっています。たとえばインフルエンザや新型コロナでは、上気道の細胞に入りこんで、そこでウイルスを複製し、数を増やします。

ところが遺伝子ワクチンでは、遺伝子が（ヒトのからだの）どの臓器・組織の細胞に届けられるか（入るか）が、事前にも事後にも不明です。

この遺伝子は（いわば司令塔となって）、ウイルスのタンパク質をつくり始めます。そして、つくられたタンパク質は、免疫システムを始動させます。つまり「抗体免疫」と「細胞免疫」とが働きだすのです。ただし「抗体」は、自然界のウイルスがやって来るまで、いわば失業状態です。

ところが「細胞免疫」は、活性化されたリンパ球が、さっそく獲物を狙います。

他方で、ワクチンによって遺伝子が入って、ウイルスのタンパク質をつくり始めた正常細胞は、自分のところにこんなものがあるよと知らせる「旗」を立てます。

結果、活性化されたばかりのリンパ球は、その正常細胞を狙い、ウイルス遺伝子もろとも殺すことになるわけです。

こうして、自然にウイルスに感染した場合とは異なり、**いろいろな臓器・組織の正常細胞がリンパ球によって死滅させられることになるでしょう。その結果、「自己免疫疾患」が生じる可能性があるのです。**

もし「自己免疫疾患」が生じるとすると、細胞が（死ぬと）再生しない臓器や組織でしょう。**具体的には、脳神経系、心筋、腎臓などが考えられます。**

なお（不活化ワクチンなど）あらゆるワクチンに共通することですが、「自己免疫疾患」が生じる場合は一般に、「交差免疫」（70ページ）が働いて、リンパ球が自己の細胞を攻撃しています。ここでは（遺伝子ワクチンの場合にはそれ以外のしくみとして）リンパ球が（異物である）ウイルスタンパク質を産生するようになった細胞を攻撃しているので、それを解説しました（それと思しき複数ケースの写真は僕のＨＰ［重要医療レポート⑮］に掲載）。

新型コロナワクチンの最新動向

各国で承認レースの先頭をきっているファイザーのワクチンを中心に、２０２０年12月中の主要な出来事も点検しておきましょう。

アメリカのファイザー・ワクチンは（なぜか真っ先に）イギリスで承認され、（12月８日から）80歳以上の高齢者などへの実地接種が始まりました。この日だけで数千人に接種され、第一号は90歳の女性です。

ところが翌９日には「２人に重大な副作用であるアレルギー反応がでて、治療をうけた」と。**イギリス政府は「過去にワクチン、食品、クスリで深刻なアレルギー反応がでた人」は接種を避けるよう呼びかけました**——これはひどい。理由はふたつ。

第一に、この２人は過去に危険なアレルギー反応を起こしたため、注射用の「強心剤・アドレナリン」を（常時）携帯していました。ワクチンの危険性は容易に予想できたため、本人もしくは接種担当者が（ワクチン接種を）拒絶すべきでした。

第二には、そもそもファイザーの臨床試験は、「健康な人」を対象（被験者）として実施されています。重いアレルギー反応の経験があれば「病気持ち」として試験からは除外されたはずなので、承認後に接種したら何が生じるか不明でした。

この出来事は、実地に接種が始まった場合に、強引なことが行なわれるという典型でしょう。年齢についても同じ問題があります。

つまりファイザーの臨床試験では、90歳への接種は試されていなかった。被験者は85歳が上限で、75〜85歳は全被験者のわずか4％（FDA Briefing Document）。イギリス政府は、臨床試験で安全性を調べていないケースを第一号に選んだわけです。

アメリカでは、12月10日、ＦＤＡ（食品医薬品局）の「諮問委員会」が投票で、ファイザーのワクチンを「恩恵がリスクを上回る」としました（賛成17人、反対4人、棄権1人）。そして14日から、実地接種が始まりました。

すると**直後に（過去にアレルギー反応を起こしたことがない）医療従事者が重いアレルギー反応を起こして入院したと。2万人の臨床試験では報告されなかった副作用です。**モデルナのワクチンも（実地接種の開始後に）重いアレルギー反応が起きています。

日本では2020年12月11日に、政府が、ワクチンの接種順位について、①まず「医療従事者等」、②ついで「高齢者」、③そのあとに「高齢者以外の基礎疾患を持つ人」や高齢者施設の職員ら、④最後に広く一般の人を対象にする、と決めました。

こう順位を決めると、イギリスでの例から見て、高齢であれば誰にでも（100歳の人にでも）ワクチンを打つことになりそうです。

また新型コロナが重症化しやすい「基礎疾患を持つ人」も優先されると決まりました。が、前述のようにファイザーの臨床試験では、「健康な人」を被験者にしており、基礎疾患を持つ人は原則除外されています。

日本では（というか**世界各国で**）、**基礎疾患がある人たちも**（**臨床試験で除外されていたことを知らされずに**）**ワクチンを接種されることになるはずです。**

ウイルスの変異とワクチン

2020年12月、各国でワクチンの実地接種が始まったのと前後して、感染力がアップした変異ウイルスが登場し、世界中に広がりつつあります。懸念は、①ウイルスの強毒化と、②ワクチン効果への影響です。

前者（①）に関しては、強毒化している確実な証拠は今のところないようです。ただ後者（②）に関しては、抗体が結合する「Sタンパク」の構造が変わっているので、ワクチン効果が低下する可能性は大いにあります。

しかし、ファイザー・ワクチン開発会社のＣＥＯ（最高経営責任者）は、「今のワクチンが有効な可能性が非常に高い」と余裕たっぷり。でも、**巨利が見込めるワクチンの効果を会社として否定するはずもなく、発言根拠は薄いと見るべきです。**

ただし、たとえワクチンの効果が落ちても、それを突き止めるのは至難です。

というのもワクチンの実地接種は（開発段階の）第三相試験と異なり、比較対象となる「プラセボ群」が存在しないからです。そのため、有効率が（接種しない場合に比べ）高いのか低いのかなど、重要な点がいっさい不明に終わるのです。

この点たとえば、ワクチン実地接種が先行しているイスラエルから、「未接種グループに比べ、接種グループでは、発症率や死亡率が大幅に下がった」という報道がありました。しかし、はやばやと接種をうけたグループは、もともと健康志向が強く、新型コロナ対策に万全を期している人たちではないか、などの疑問がつきまといます。

このような比較法は（科学的にみて必ずしも）信頼できないため、「第三相試験」が最重要視されるのです。

これに対し副作用については、逆の問題があります。実地接種で副作用を思わせる症状ケースが発症しても、ワクチンを打たない人でも自然に発症することがある、第三相試験では見られなかった、因果関係不明だ、で片付けられてしまうでしょう。

ですからワクチン問題は、「第三相試験が信頼できるのか」に尽きます。

この点ファイザー・ワクチンの試験では、29人の共同著者中、会社の社員が18人（62％）（前掲N Engl J Med）。「医療倫理」の観点からは、「利益相反」に当たるので、形式的にも実質的にも（医学の世界から）排除されるべき論文です。

しかも試験では、会社と深い（金銭的）関係にある医師らに依頼して被験者を集めており、ワクチン候補を打った後の副作用が強烈なため、だれが打たれたかがわかってしまう（データ操作の可能性）。会社に集められたデータも、どう操作・計算されたのかは永遠にわからない。

それでもワクチンを信用して打つというのであれば、個人の自由ではあるでしょう。

ところで本書は、執筆が完了したあと、思いがけない事態が生じて、発行が遅延しました。ただ遅延する間、ワクチン副作用に関する重要事実がいろいろ明らかになってきたのは、ワクチンの真価をはかるうえで好都合です。そこでページ数を増やし、以下のようにワクチン接種後の「死亡事例」について分析することにしました。なお、どのような事態が生じたかは「近藤誠がん研究所ＨＰ」(https://kondo-makoto.com/)に載せました。

ワクチン接種後の死亡事例の特徴

事例１：２０２１年1月16日、北欧ノルウェーで、ワクチンを接種してから短期間のうちに23人が死亡したとの報道。高齢者を中心に約３万３０００人が(2回打つ決まりの)「ファイザー・ワクチン」を少なくとも1回打った段階での話です。

ノルウェー政府によると、(23人のうち)検視がすんだ13人の結果から、高齢で体調を崩しやすい人びとでは、一般的な副作用が重篤な症状を招いた可能性があることが示唆されたと。「余命がごく短い末期患者にとっては、ワクチンの恩恵はほぼ、あるいは全くないかもしれない」とも(Taraldsen LE:Bloomberg Jan 16 2021)。

死者は日ごとに増え、(1月19日には)**75歳以上の高齢者が33人。**ファイザーは、**「これまでの死亡者の数は、期待された範囲内にある。警告的ではない」**と。

ＷＨＯも「病弱な高齢者で想定される死亡率と死因の範囲内であり、ワクチンが死亡の一因になったとは確認できない」とワクチン擁護の姿勢。

しかし高齢者では、ワクチンが打たれるのは比較的元気な人です。それなのに接種後すぐに亡くなったので、担当者は「副作用死ではないか」と報告するわけです。WHOが、状態が悪い高齢者の死亡率を引き合いにだして擁護するのは強引です。

とまれ、高齢者が死亡したと公表したノルウェー政府の姿勢は評価できます。これに対し（ワクチン接種人数がずっと多い）イギリスからの死亡報道がちっともないのは、国営医療であるため、医療情報の統制が容易だからかもしれません。

アメリカはというと、ポツポツと死亡例が報道されています。

事例2：米大リーグ歴代2位のホームラン王ハンク・アーロン氏は、黒人たちに絶大な人気があります。そこで**ワクチンの宣伝のため、２０２1年1月5日、メディアの前で「モデルナ・ワクチン」を打ったところ、17日後に急死したのです**（享年86）。「副作用死」と考える黒人が多く、ワクチン推進にとって完全な逆効果です。

近親者らは、アーロンさんには（亡くなる直前まで）「ワクチン接種による副作用や体調不良は、まったく見られなかった」と。他方で、検視を担当した、地元の監察医事務所は、死因について「ワクチンとの関連性は認められない」、「自然死と見られる」と公表しています（Tampa Bay Times Jan 27 2021）。といって、心筋梗塞や脳卒中などの「具体的死因」を挙げられなかった点が重要です（後述）。

事例3：元気で健康だった、アメリカ・フロリダ州の産婦人科医グレゴリー・ミカエル医師（56）は、2020年12月18日に「ファイザー・ワクチン」を打ちました（1回目）。するとも間もなく、手足の皮膚に紫色の斑点が生じ、接種3日後には「**血小板減少性紫斑《しはん》病《びょう》**」と診断され、緊急入院。

これは「自己免疫疾患」の一種で、免疫システムが（血を固めるのが役目の）「血小板」を攻撃し、その数が減って、からだのあちこちに出血しやすくなる病気です。ミカエル医師の血小板数はほぼゼロとなり、全米の専門家たちが知恵をしぼりました。しかし血小板は増えず、ワクチン接種から16日後に（血小板減少でよく見られる）脳出血が生じて急死したのです。

ファイザーは、「彼が死亡したこととワクチンの間に直接的な関係があるとは信じていない」と（US Sun Jan 8 2021）。これら3件を解説します。

副作用死だとする証拠がないから「安全だ」

どのケースも、製薬会社や専門家は「因果関係」を否定しています。前章で解説したように、ワクチン後の急死例は（お天道さまから見て）原因がワクチンであった場合でも、解剖時に（ワクチンで死んだという）「所見」ないし「痕跡」が見られないため、因果関係を否定しても、間違いだとは言い切れない一面があります。

それで製薬会社や専門家は「どうせ証明はできないはずだ」と高をくくって、「ワクチンとは関係がない」、「安全だ」と強気の態度にでるのでしょう。

しかしミカエル医師のケースで因果関係を否定するのは間違いです。これは明らかに「副作用死」です。**理由は、①血小板減少がワクチン接種の直後に生じている、②血小板減少は免疫システムの活性化によって生じる「自己免疫疾患」である、③血小板減少は（インフルエンザや肺炎球菌など）他種のワクチンでも「重大な副作用」に認定されていることなどがあります。**

このケースで因果関係を否定すると、およそ世の中には（他種ワクチンを含め）副作用で亡くなったケースは存在しないことになるでしょう。製薬会社や専門家が因果関係を否定するのは、政治的経済的な思惑があるからと考えられます。

日本でも、日本脳炎ワクチンを接種して10分後に急死した（元気だった）男児のケースが、厚労省傘下の（専門家からなる）審議会で因果関係を否定されています（拙著『ワクチン副作用の恐怖』参照）。そこから推して、**日本で新型コロナワクチンによる副作用死が生じても、因果関係を認められるケースは皆無となることでしょう。**

さて、ハンク・アーロンさんの場合、ワクチン接種から17日後に急死というのは、間隔があきすぎではないのか。この点、ワクチンの抗ウイルス効果は（接種後）日を追うごとに強まる（つまり免疫システムが、尻上がりに活性化される）ため、間隔があいた時期に免疫システムが「暴走」して死を招いても不思議ではありません。

くわえて監察医が「自然死と見られる」と公表していることも、アーロンさんが副作用死した根拠になります。どういうことか。

監察医が、心筋梗塞や脳卒中などの具体的死因を挙げなかったのは、「解剖時に死因の痕跡が見られなかった」からです。痕跡が見られないのは、ワクチン副作用死の原則なのです。たとえば「乳幼児突然死症候群」も、その一部はワクチン接種後の急死ですが、死因の痕跡は見られず、それゆえ「突然死」とされるのです。

監察医もアーロンさんは副作用死だとわかっていたでしょう。ただ、もし監察医が「因果関係がある」と語ったら、政財界の不評を買い、失職してしまうはずです。

このように、死因判定を政府や専門家に頼ると、誤導されてしまうので、ワクチンの副作用死かどうかを判定する簡明な「基準」を提案します。**①ワクチン接種後、1カ月以内に急死したケースは、ワクチンの副作用が原因だと「推定」する。②この推定を破る（覆す）には、「ワクチン以外の原因」で死亡したという証拠を（因果関係を否定しようとする側が）提出して立証する、という基準です。**

期間を1カ月としたのは、その頃まで（ワクチンによる）免疫システムの活性化がつづくからです。この判定基準だと、ノルウェーで亡くなられた33人の高齢者も、ワクチン副作用死と推定されます。実際にも、死ぬ直前か死んだときに他の原因（死因）が見当たらない人を集めて「33人」と発表したのだと思います。

製薬会社が認めた変異株に対するワクチンの限界

本書の編集作業中、ウイルス変異株に関するニュースが飛び込んできました（2021

年2月17日)。

ワクチンによって人体内でつくられる「抗体」がウイルスに結合して「無力化する能力」の程度を調べたところ、**ファイザー・ワクチンは、「南アフリカ変異株」に対する無力化能が(通常株に対するそれの)3分の1に低下した**、と。論文著者であるファイザーの研究者は、南アフリカ変異株に対して、自社ワクチンが予防効果を持つかどうかは不明だ、と(DOI: 10.1056/NEJMc2102017)。**モデルナも自社ワクチンの南アフリカ変異株に対する無力化能が6分の1にまで落ちたと発表**(DOI: 10.1056/NEJMc2102179)。

ワクチンによって新型コロナに対抗しようとしても、次々と発生してくる変異株とのイタチごっこになりそうな未来が見えてきたわけです。

他方、ファイザーとモデルナのワクチン1380万回分の接種実績をアメリカの政府機関が分析した結果、頭痛などの「副作用」(=副反応)が全体の0・05%に確認された、とのニュースもありました(2月20日)。しかし第三相試験では、被験者のおよそ9割に副作用が見られています。実地接種になると、副作用が過小評価される好例です。

日本でワクチン接種が始まったら、3月1日に60代の女性が急死した、と。おそらくワクチンの副作用ですが、そう言う理由は僕のHP[重要医療レポート⑬]に載せました。

第8章

新型コロナとうまくつきあう方法

ワクチンとマスクで知っておきたいこと

新型コロナが「ただの風邪」となる日

新型コロナの流行は、いつ終息《しゅうそく》するのでしょうか。ここで「終息」というのが「完全制圧」の意味であれば、それは無理なように思います。

なぜならば新型コロナウイルスは、従来型の風邪ウイルスと似ており、人間社会から消えてなくなることは、おそらくあり得ないからです。一度感染した人が、変異した新型コロナに再度感染することも多く見られるようになるはずです。

ワクチンも、インフルエンザワクチンと同じように、たとえ有効であっても効果は一時的で、いずれ感染することになるでしょう。私たち人間は、インフルエンザ同様、新型コロナとずっと共存していかねばならないわけです。

ただそれは、新型コロナの（今の）勢いが半永久的につづくことを意味しません。**重症化し、死亡する人は、新たな感染症の常として、時の経過とともに減っていくはずです。**

そして、いずれウイルスが弱毒化するか、人びとに免疫がつくかして、従来型の（4種ある）風邪コロナウイルスと同じく、「ただの風邪」となることでしょう。先行して「ただの風邪」に成り下がったインフルエンザのように（第6章）。

日本や欧州で、感染者数がひとたび減ったあと、また増えているのは、（どの国でも以前より）PCR検査が急増しているのが一因でしょう。

また2020年末から日本で死亡数が増加したのは、介護施設や病院にいる（もともと何かにつけて死亡しやすい）人たちが亡くなっていることが大きく、どうにかしようとしてもどうにもならない、いわば「自然の理《ことわり》」であるように思います。

公的対策よりも個人でできる対策を

新型コロナで気になるのは、「公的対策」の終了時期ですね。これは国によって違いがあります。

たとえばスウェーデンでは、新型コロナ対策をあまり実行せず、市民はマスク等もつけず、比較的自由に行動し、生活してきました。それでも当初は順調だったため、「集団免疫が成立したようだ」と。ところが2020年の末から、感染者が急増し、スウェーデン政府は9人以上の集会を禁止することに。感染すべき人が感染しないと、流行は下火にならないようです。

その対極が台湾やニュージーランドでしょう。鎖国に近い対策を実行すると、感染者や死者が少なくすむことが示されています。しかし、いつまで公的対策をつづけるのか。対策を緩めたら大流行するのではないか、と、ひとごとながら気になります。

ただ公的対策は、国民性や世論などさまざまな（非科学的・非医学的な）要因によって、どうとでも動く（変化する）もの。ここで論じる意義は少ないでしょう。それよりも、各個人が実行できる対策を検討し、整理するほうが生産的だと思います。

ワクチン接種をやめたほうがいい理由

新型コロナワクチンを接種したほうがいいかどうか、総合的に検討してみましょう。前章で指摘したように、製薬会社が信用できないとしてワクチン不接種を決める方もいるはずなので、かりに製薬会社を信頼する場合の話です。

まず、**ワクチンの効果ですが、あまり期待しないほうがいいでしょう。**

臨床試験で「有効率95%」などの高い有効率も、①接種をうけた100人のうち1人についてのもので、他の99人でどうなるかはわからない。②新型コロナでは再感染もあるし、③遺伝子変異も盛んです。

そして肝腎なことに、公表されているワクチンの有効率は、④健康な人が圧倒的多数を占める（被験者）集団でのもの。⑤ワクチン効果への期待が大きい「超高齢者」や「基礎疾患がある人たち」ではほとんど試されていないのです。

さらに年齢が上がるほど、基礎疾患が重くなるほど、免疫システムの働きが悪くなるので、臨床試験で得られたような有効率は期待できないはずです。

したがって、一部（多く?）の方々が抱いている「ワクチンさえできれば……」という期待は過大（もしくは幻想）でしょう。

新型コロナのワクチンは、さまざまな点から「副作用」が心配になります。

ひとつには、**どういうワクチンでも、効果が高ければ、副作用も強くなる、という関係にあるからです。**

新型コロナでは（各製薬会社が）できるだけ効果が高いワクチンを開発しようとしたため、副作用の懸念は倍増します。

そのうえ通常は5～10年かかる開発期間を、1年未満に短縮してしまった。臨床試験における、ワクチン接種後の経過観察期間は、長くて4カ月程度です。副作用の実際がよく確かめられないうちに接種が始められている、ということです。

またRNA遺伝子を用いたワクチンは、人類がこれまで一度も試したことがない製法・性質のワクチンなので、何が起こるか予想しがたい面があります。

そこで場合分けすると、用意されたワクチンが「遺伝子ワクチン」であったら、接種しないほうがいいでしょう。

からだのあらゆる細胞にウイルス遺伝子が入る可能性があり、惨事《さんじ》が生じそうです。開発段階で神経系の疾患が生じているのに、試験を続行している会社があるのも異常かつ強引です（前章）。

他方で「不活化ワクチン」が用意された場合には、（インフルエンザの）2009年パンデミックワクチンで起きたことを参考にしましょう（第6章）。新型コロナワクチンでも、同じように後遺症や急死が相次ぐ危険があります。

高齢者、基礎疾患のある人が気をつけること

接種される側も、年齢や体力がまちまちなので、分けて考えることが大切です。

高齢でなく（かつ）基礎疾患もない方々にとっては、新型コロナは「ただの風邪」といえます。したがって、自然に感染するのを待つのが一番でしょう。新型コロナに感染しても死なない人が、ワクチンでは死ぬ危険性が生じます。現に欧米では、強いアレルギー反応がでて死にかけたケースが何件もあります（今のところ病院で打っているので、救命できていますが）。実際に死亡したケースは前章末で解説しました。

高齢者や基礎疾患がある場合にはどうか。

高齢であるほど、基礎疾患が重いほど、ワクチンの必要性が高まるように感じられるものです。**しかし肝腎なワクチンの「有効率」は、（前に解説したように）虚弱な高齢者や、基礎疾患をもつケースを除外したうえで得られたデータです。**これらのケースにワクチンが有効だとする証拠はないのです。

しかも、そういう（ワクチンの必要性が高い）人たちは虚弱なので、**ワクチンによる副作用の危険性もいちじるしく高くなるはずです。**

またワクチン副作用の歴史からは、かりに新型コロナワクチンで後遺症が生じたり、死亡するケースがあっても、厚労省や専門家たちは言を左右にしてそうとは認めないでしょう（新型インフルエンザワクチン後の急死例は第6章、肺炎球菌や日本脳炎などのワクチン後の急死例は拙著『ワクチン副作用の恐怖』参照）。

どうしても打ちたい人は別にして、やめておくのが安全です。

ワクチンを打たない自由を主張する

ワクチンが完成したら、国民には接種をうける「努力義務」がある、という主張があります。2020年12月に成立した「改正予防接種法」にも、「努力義務」規定が盛り込まれました。

医療や介護に従事する人はもちろん、一般人も打てば、高齢者などハイリスクの人たちの「防波堤」になるという「社会防衛論」が根本にあるようです。これに基づくと、ワクチンを打たない人は「非国民」と非難されることでしょう。

しかし、この考え方にはいろいろ問題があります。

まずこれを主張する人たちには、高齢者などハイリスクの人たちへの感染や重症化は、ワクチンでは防げないか防ぎにくい、という認識があるはずです。だから健康な人たちに打って、防波堤としよう、と。しかし健康な人たちこそ、(新型コロナでは死なないので)ワクチンの副作用が一層問題になります。

また「社会防衛論」は、過去に大失敗した歴史があります。

インフルエンザで(学童を防波堤にしようと)学校での「集団接種」(つまり強制接種)を実施し、結果、「ワクチン禍」を引き起こしたのです(第6章)。

あらためて確認したいのは、今後開発されるものを含め、**すべてのワクチンは、接種義務はなく、「任意接種」であることです。**そのように(90年代に)「予防接種法」が改正されたのは、国民のワクチンを打たない「権利自由」を認めたからです。

コロナワクチン接種の「努力義務」も、接種・非接種の権利自由が大前提になっています。つまり努力してみれば足り、「やっぱり打つ気にならなかった」で構わないのです。

ワクチンを打ちたくない人は、堂々と振る舞うようにしましょう。

自粛生活は悪影響が大きい

ワクチン以外の対策には、新型コロナへの感染を減らすことが確実なものがあります。

その筆頭は「自粛生活」です。
ウイルスは、ヒトからヒトに伝播するため、他人との接触を断てば、新型コロナに感染しないことは明らかです（なおモノに接触したための感染も、結局はヒト―ヒト感染）。自粛の要諦《ようてい》は（家族を含め）誰にも会わないこと。自宅からでず、買い物は宅配ですませ、飲食店には出向かない。要するに「閉じこもり」です。もっとも散歩などの外出は、人に会わないなら大丈夫でしょう。

しかし自粛は、悪影響が大きい。そのひとつは、国民経済が大打撃をうけ、たくさんの人びとが失職・破産している（する）ことです。

ただこのことは「経済」の問題だから、「いのち」の問題である新型コロナ対策を優先すべきである、という考え方もあるでしょう。「いのち」と「経済」の対立ととらえるわけです。

ところが自粛や失職の結果、将来の展望を欠いたことによる経済的困窮や精神不安から、おおぜいが「**コロナうつ**」にかかっています。

その果てに、中学生を含む若い人たちに「自殺」が増えている。ことに、経済力が乏しい女性たちの自殺が急増したのは衝撃的です。有名芸能人の自殺があいついだのも、コロナうつが原因でしょう。コロナ対策の影響で亡くなった若者たちの人数は、コロナによる（同年代の）死亡数を大幅に超えているはずです。

こうなると、「いのち」同士の問題となります。つまり（コロナで亡くなる可能性がほぼない）勤労世代（とそれ以下の世代）の「いのち」と、（コロナに感染すると死ぬことがある）年金世代の「いのち」とが対立している図式です。

コロナうつ以外の悪影響もあります。

ことに高齢者が問題で、他人と交流や会話をしなくなって脳への刺激が少なくなり、ボケ（認知症）が進行する。運動不足により「からだの虚弱化」も進むなど、肉体的・精神的に大きな不利益が生じます。

もし**虚弱化**したら、コロナに**感染**したときの「**重症化リスク」も高くなるはずです。**

なるべく早く感染するという方法もある

新型コロナは、その伝染力の強さから見て、どんなヒトも一生に一度は感染することを覚悟しなければならないでしょう（交差免疫があれば別）。

すると感染対策が成功するほど、感染する時期は先に延びます。

そのまま別の病気で死ぬ（死ねる）ことができれば（一面）大成功ですが、（他面）亡くなるまで何年も自粛生活をつづけることになります。自粛をつづけることによる、人生の味気なさはどうするのでしょうか。

また高齢者は、年をとるほど確実に身体機能が落ちていき、新型コロナへの抵抗力も低下します。つまり感染対策に成功するほど、先に行って感染したときに重症化し死亡しやすくなるわけです。

そのように考えてみると、**（高齢者を含め）なるべく早くに感染してしまう、という方針もありえるのではないでしょうか**。

僕はそう考えるので、「むしろ、早くコロナに感染して、自然の免疫を獲得したいなぁ」と願っています。もしも重症化してお陀仏《だぶつ》になるならば、それも高齢者としての運命でしょう。甘受《かんじゅ》するつもりです。

マスクをつけても新型コロナに感染する

感染対策としての「**マスク**」の効果はどうでしょうか。

この点「マスクは有効」と考える方が圧倒的多数であるはずです。国によっては、マスク着用を強制しているケースもあります。

日本では公的規制はないものの、街中《まちなか》でマスクをしていない人を見かけることはマレなので、強制的な雰囲気（同調圧力）があると言えます。

新型コロナは「飛沫《ひまつ》感染」である。ウイルス感染者が飛沫を飛ばしても、重いので、すぐ下に落ちる。また飛沫は結構大きいから、マスクで遮断《しゃだん》できる、との考えが、マスクへの信頼や規制の根拠であるようです。

ただし、マスクをする目的は明確にしたほうがいい。①自分をウイルスから守るためなのか、②他人にうつさないようにするためなのか、③両方なのか。


この点、③両方に有効だ、と思っている方が多いようですが、おそらく間違いです。

コロナが流行し始めた頃から、マスクをつけても自分をウイルス感染から守る効果はない、と言う学者が少なくなかったのです。

そう考える理由は、㋑新型コロナウイルスは、マスクをすり抜けられるだろう、㋺飛沫が付着した手指で口や目を触ることもある、などがありました。

反面マスクは、㋩ウイルスを他人に感染させるのは防ぐことができる、と。

しかし、その目的ならば、電車のなかでは口を閉じて黙っていればよく、マスクをつける意味がない、とも言われてきました。また（２０２０年末からの）第三波は、みんながマスクを着用しているのに生じたという事実を真摯《しんし》に受け止めるべきでしょう。

空気感染とマスクの限定的な効果

あらためてウイルスの感染経路を整理すると、「**飛沫感染**」「**接触感染**」「**空気感染**」に分かれます。

このうち新型コロナでは当初、「飛沫感染」と、飛沫が付着したモノを触っての「接触感染」だけだと考えられました。

飛沫とはしゃべったり、歌ったり、咳をしたときに、口や鼻から排出される、大きさが「５マイクロメートル」以上の、水分を含んだ「粒子」をいいます。重たいので、すぐ下に落ちて2メートルも飛ばない、という点が「**ソーシャル・ディスタンス**」（社会的距離）を守ろう、という根拠になってもきました。

これに対し、大きさが「５マイクロメートル」（新型コロナウイルス粒子の50倍）よりも小さな粒子は「**エアロゾル**」と呼ばれ、軽いので、空気中を漂うことができます。それによって感染すれば「空気感染」です。

そして従来、新型コロナは空気感染しないと考えられてきたわけです。

ところが、じつは新型コロナが「空気感染」することが実証されているのです（JAMA Intern Med 2020;180:1665）。それ以外にも、ウイルスが空気感染することに関し、いろいろ証拠が集まってきています（Environ Int 2020;144:106039）。

空気感染するということは、①エアロゾルがマスクの網目をすり抜けるかもしれない、②マスクと「頬《ほお》」や「鼻」との「隙間《すきま》」から出入りするかもしれない、ということです。とくに隙間からのエアロゾルの出入りは確実に生じているはずです。

マスクの「粒子を遮断」する効果も、実験によって調べられています。

空気を吐き出したり吸い込んだりできる「マネキン」（人形）2体を向かい合わせ、片方の顔にマスクをかぶせて、生きた新型コロナウイルスをまぜた「飛沫」や「エアロゾル」をどれだけ遮断できるか計測したのです（なお隙間からの粒子の出入りは防止している）。

結果、飛沫やエアロゾルを吸い込む側（のマネキン）にマスクをつけた場合、「布マスク」は「ウイルス量を「17％」、「不織布《ふしょくふ》マスク」は「47％」減らしました（つまり大部分は通り抜ける)。

これに対し、飛沫やエアロゾルを吹き出す側(のマネキン)にマスクをつけた場合には、(吸い込む側の)マネキンが吸い込むウイルス量は、どちらのマスクも「70%」減らせました。ただしこの実験では(前述したように)頬や鼻とマスクとの間にできる「隙間」を完全に塞《ふさ》いでいます(mSphere 2020:e00637-20)。

結局、ウイルスが存在している飛沫でもエアロゾルでも、マスクを通り抜けるわけです。加えて、新型コロナは空気感染するので、マスクと頬や鼻のあいだから自由に出入りするウイルスが無視できない。そんなことで、実生活でマスクが有効になるのでしょうか。

実験でわかった「マスクと手洗いは無効」

マスクと手洗いの効果を調べた「比較試験」が10年前に実施されています。ただしコロナではなく、通常のインフルエンザについての研究ですが、両者のウイルス粒子の大きさはほぼ同じです。

その比較試験では、インフルエンザの季節が始まる直前に、大学寄宿舎に住む、男女の学生1400人強を3つのグループに分けています。

①マスクをつける、②マスクと手洗い、③何もしない、という3グループです。そして6週間、そういう生活をつづけてもらいました。

結果、その全期間中に「インフルエンザ様《よう》症状」を発した学生の割合は、3グループともほぼ同じで、統計的な違いは見られませんでした（J Infect Dis 2010;201:491）。

このインフルエンザでの試験結果は、おそらく新型コロナにもあてはまります。ただ、やはり新型コロナでの効果が知りたいですね。

と思っていたら、2020年11月に、新型コロナでの研究結果が報じられました。デンマークで実施された「比較試験」で、3000人を2分して、「外出時にマスクをする」群と、「マスクをしない」群とに分けています。

そして1カ月間の感染状況を調べると、「マスク」群では、新型コロナの感染率が1・8%、「マスクなし」群では2・1%になりました。

0・3%の違いがあるじゃないか、と思う方もおられるでしょうが、統計学的には意味がある差とは言えません（平たく言えば「同じ」。Ann Intern Med 2020:M20-6817）。

しかし専門家たちは、マスク着用を強調してきた手前、言い分を変えていないし、アベノマスクに数百億円を費やした国も、今さら「マスク無効」とは言わないでしょう。ではあっても、「無効なものは無用」と語る勇気をもちたいですね。

では「うがい」の効果はどうでしょうか。

インフルエンザの季節にも「うがい」が奨励されてきましたが、それが有効だとする研究結果はないようです。新型コロナについても、研究されているのかどうか、寡聞《かぶん》にして知りません。そこで、理論的に考えてみましょう。

新型コロナが、最初に取りつくのは（主として）上気道の粘膜《ねんまく》です。感染初期は鼻の奥に取りつくウイルス量が多く、途中からは「扁桃《へんとう》」や「のどちんこ」などからなる「のど」のウイルス量が増えてくる、と言われています。

ところが、うがいによって洗い流せそうなものは、「のど」にあるウイルスであって、鼻の奥のウイルスは洗い流せないのです。

そのうえ新型コロナのウイルスは、粘膜に接触すると、即時に（おそらく数秒で）粘膜細胞に入りこんでしまい、感染が成立します。

とすれば、うがいをしても後の祭りで、無意味でしょう。

感染しても重症化させない対策

元気な高齢者は恐れるに足らず

新型コロナが重症化し、死にやすくなるファクター（因子）を考えてみましょう。

まず「高齢」が挙げられますが、高齢と言っても、人によって肉体的・精神的な状態・レベルが大違いです。

この点、持病で長期入院し、介護施設で寝たきりになっているなど、人生の最期をまさに迎えようとしている人たちは、新型コロナ以前にも、風邪《かぜ》やインフルエンザをきっかけとする肺炎《はいえん》でよく命を落としていました。

それは、どうにかしようと思ってもどうにもならない、脆弱《ぜいじゃく》になった高齢者のいわば運命ですし、以前は（長く寝こんでいるのを終わらせる）「天祐《てんゆう》」とも考えられていたのです。

これに対し、自宅にいて家事や仕事をしているような、元気な高齢者は新型コロナに対しても相当の抵抗力があるはずです。

ことに、本書をご自分で読んで理解できるような、頭がしっかりしている方は、肉体もしっかりしているもの。新型コロナは恐れるに足らずでしょう。

重症化しやすい基礎疾患とは？

新型コロナでは「基礎疾患」がある人が重症化しやすいと言われます。

しかし、その意味は明確ではありません。

まず、肺組織が回復不能の損傷をこうむっている「間質性肺炎」や「肺気腫《きしゅ》」のケースは、新型コロナにかかった場合、肺炎が重症化しやすいことに異論はないでしょう。ヘビースモーカーで肺気腫になっていたタレントの志村けんさんが、新型コロナで命を落としたのがその例です（享年70）。

抗がん剤などで「白血球《はっけっきゅう》が減っている」ケースも、免疫システムが機能しにくくなっているので、肺炎は重症化するはずです。

これに対し、重症化因子として挙げられる「心臓疾患」（心不全《ふぜん》、心筋梗塞《こうそく》、心筋症など）や「腎臓病」などは、どういうしくみで新型コロナ肺炎が重症化するのでしょうか。**肺炎が重症化するのではなく、ウイルスが心臓や腎臓をおかす、心臓疾患や腎臓病が重症化して死に至る、と考えるほうが妥当かもしれません**（Science 2020;370:408, N Engl J Med 2020;383:590）。

しかし**「高血圧」や「糖尿病」**などの**「生活習慣病」となると、重症化因子だと言われても、重症化するしくみはいっそう不明です。**元気で健康なのに（健診などの）検査で見つかった生活習慣病は、一般に血液の検査数値が高いだけで、さまざまな臓器の病気ではないからです。

クスリを常用する人は重症化しやすい

ここで、第1章のアメリカ人女性が死亡するに至った理由を検討してみましょう。

この方は、かなりの「肥満」があり、他に「高血圧」「糖尿病」「高コレステロール血症」「うつ」「アレルギー性鼻炎」などが持病でした。こうなると、何が重症化を招いたのか、ふつうは解析困難です。

でも、肺炎が悪化するのに影響を（確実に）与えたと思われるファクター（因子）があります。常用していたクスリです。

彼女が普段から使っていたクスリは、重要なものだけで、

【死亡患者が常用していたクスリ】

●コレステロール低下薬（アトルバスタチン）
●抗凝固剤（アスピリン）
●利尿剤（ヒドロクロロチアジド）
●降圧剤（ロサルタン）
●血糖降下薬（インスリン）
●血糖降下薬（メトフォルミン）
●血糖降下薬（グリピジド：日本では未発売）
●抗うつ薬（シタロプラム：日本では未発売）
●鎮痛剤（アセトアミノフェン）
●アレルギー性鼻炎薬（スプレー式ステロイド：フルチカゾン）

となります（N Engl J Med 2020;383:380）。

このうち「アスピリン」「アセトアミノフェン」「ステロイド」は、新型コロナを重症化させる危険性があると、すでに指摘しました（第4章）。

さらに、彼女が常用していたクスリには、「無顆粒球症《むかりゅうきゅう》」「汎《はん》血球減少」「再生不良性貧《ひん》血《けつ》」などが生じるクスリが含まれています。

これらは「白血球減少」の言いかえであるか、「白血球減少」をともなう病態なので、もし生じれば、免疫機能が低下し、新型コロナ肺炎を重症化させます。

その女性が飲んでいたなかでは、

【白血球減少が生じうるクスリ】

- コレステロール低下薬（アトルバスタチン）：無顆粒球症、汎血球減少
- 抗凝固剤（アスピリン：血液サラサラのクスリとして使用）：再生不良性貧血、白血球減少
- 利尿剤（ヒドロクロロチアジド）：再生不良性貧血
- 降圧剤（ロサルタン）：汎血球減少、白血球減少

●血糖降下薬（メトフォルミン）：白血球減少
●血糖降下薬（類薬アマリール）：汎血球減少、無顆粒球症
●抗うつ薬（類薬パロキセチン）：白血球減少
●鎮痛剤（アセトアミノフェン）：顆粒球減少症
があります。

この女性は、白血球減少が生じてもおかしくないクスリを8種類も常用していたのですから、新型コロナで亡くなるのも当然のような気がします。

そして心臓病などの本格的な病気では、クスリにいっそう重きが置かれるわけなので、その副作用が重症化を助けている可能性が高いと思います。

こうしてみると、**高血圧や糖尿病などが重症化因子という話は、それらに使われるクスリが重症化因子であるということを言いかえただけの可能性があります。**

重症化することが少ない日本人といえども、要注意です。

ことに生活習慣病は、健康で元気な人に検査でみつかる「検査病」なので、基本的に治

療する必要がない点が肝腎《かんじん》です。

そして「高血圧」「糖尿病」「高コレステロール血症」では、クスリで検査値を下げるほど、「総死亡率」が高くなることがわかっています。それなのに医師たちが、検査でどしどし「患者」をうみだし（危険な）クスリを処方するのは、医療が「ビジネス」だからです（詳しくは拙著『医者の大罪』SB新書）。

ただしそれは、新型コロナが流行する前の話です。

新型コロナが流行している現在は、**生活習慣病でクスリを服用している人は（とくに高齢者は）いっそう重症化し、死にやすくなっていると思います。**

どのクスリにどういう副作用があるかは、医家向けの説明文書（添付文書）に詳しい。「薬剤名×添付文書」でネット検索してみましょう。

激やせすると死にやすくなる

欧米では「肥満」も重症化因子だということになっています。しかし日本では、「激やせ」のほうが危険です。

それを理解するには、「BMI《ビーエムアイ》」（肥満度指数）について知る必要があります。

図7　日本人のBMIと総死亡率（23以上25未満を1とした場合）

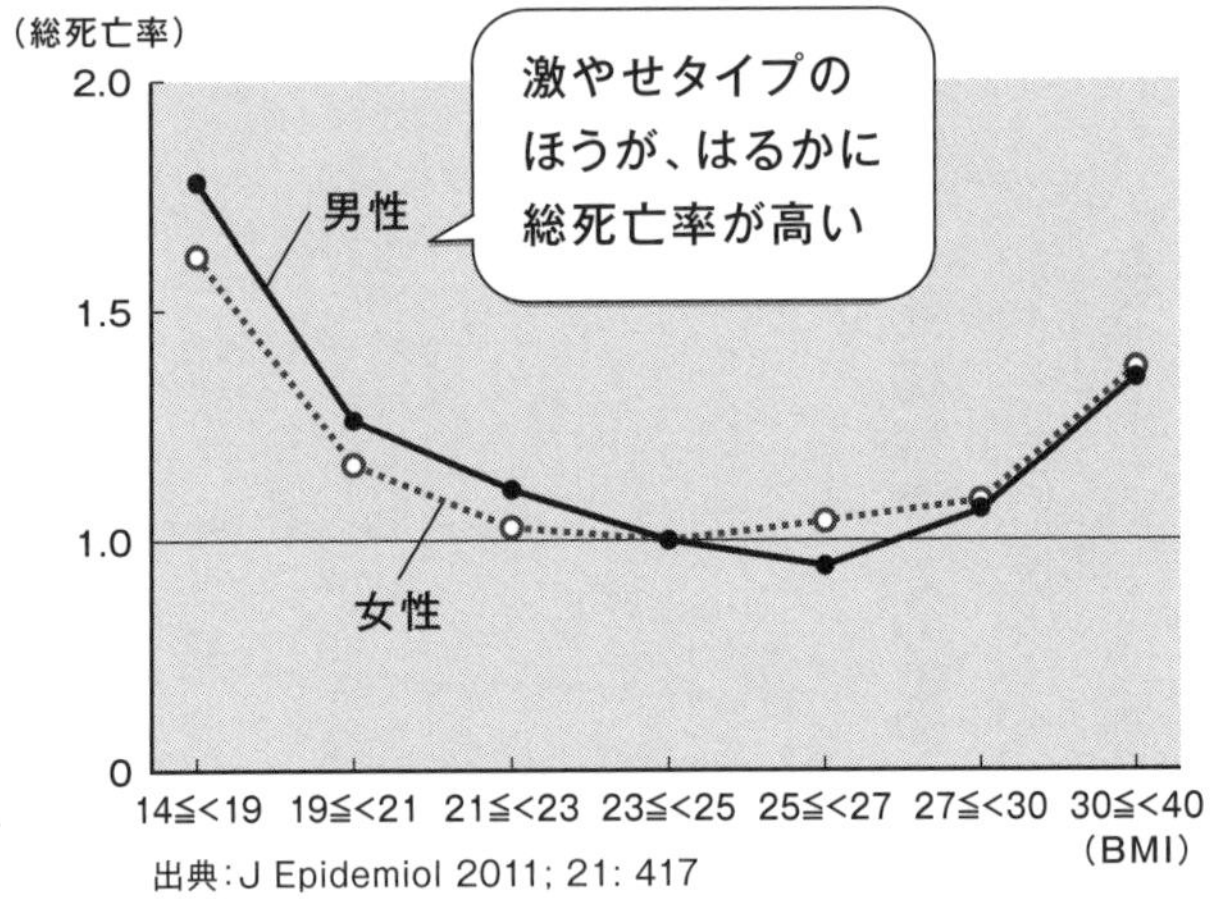

出典：J Epidemiol 2011; 21: 417

ＢＭＩは「体重（kg）÷身長（m）÷身長（m）」で求められ、身長が1・6mだと、体重が64kgでＢＭＩは「25」です。

欧米ではＢＭＩ30以上を「肥満」と定義しており、「ビア樽《だる》型」のケースが「肥満」に当たります。

上の**図7**は日本人における、ＢＭＩと「総死亡率」との関係を見たものです。ＢＭＩ30以上の人たちよりも、ＢＭＩ19未満の「激やせ」タイプのほうが、はるかに総死亡率が高い（J Epidemiol 2011;21:417）。

それに日本には、ＢＭＩ30以上の「肥満」は人口の4％しかいないのです。人口の40％以上を占めるアメリカとは大違いです。

やせると、なぜ死亡しやすくなるのか。

栄養不足になり、からだの諸機能が低下するからでしょう。**激やせすると、免疫システムの働きも悪くなり、感染症により死亡する人が増えることが知られています。**

大切なのは「抵抗力」をつけること

日本には「免疫力」という言葉が大好きな人が多いのですが、新型コロナ対策として「免疫力を上げよう」と言うと、いろいろ問題が生じます。

まず、免疫力は人為的に下げることはできても、(健康な人の免疫力を)上げる方法は知られていません。免疫システムは、からだにとって必要なときに、必要とされるだけ働くようにできているのです。「免疫力を上げよう」と言う医師は、それだけで「一発レッド」です(第2章)。

それに、もし免疫力が働きすぎると、不都合も生じます。「自己免疫疾患」や「サイトカインストーム」は免疫の「過剰」状態と言えるのです。

そこで新型コロナに対しては、「抵抗力」をつけることが大切、と考えたらどうでしょうか。「抵抗力」という言葉を使うメリットはいろいろあります。

たとえば激やせすると、死因として「脳出血」が増えてきますが、これは栄養不足によって弱くなった血管が破れて、出血するからです。免疫力が落ちたせいではなく、細胞や組織の抵抗力が低下して血管が破れたと考えれば納得できるでしょう。

他方で「免疫システム」は、からだの「抵抗力」の重要な一部であることは確かです。激やせすると肺炎などが増えることも、「抵抗力が落ちたから」と考えればいいわけです。

では、具体的に何が重要でしょうか。

抵抗力を落とさないために大事なこと

新型コロナに対して抵抗力をつける、あるいは抵抗力を落とさないようにするには、どうするか。断薬・減薬以外の重要事項について整理してみましょう。

【入浴習慣を見直す】

新型コロナ以前にも日本では、入浴時に（年間）約2万人が命を落としていました。長湯をして熱中症になって溺《おぼ》れ、あるいは温度の急変による刺激で、心筋梗塞や脳卒中が生じて亡くなるのですが、交通事故で亡くなる人のじつに5倍です（拙著『医者のデマ』エクスナレッジ)。

新型コロナが勃発した現在では、死者がもっと増えているのでは、と危惧《きぐ》しています。「体温を上げると体によい」、「平熱が高いと免疫力がつく」などの俗説があるため、入浴に励む人が増えているのではないかと思うのです。

認識すべきは、「体温が高いと免疫力がつく」という言説が真っ赤なウソであることです。

古来、平熱が高いと「微熱がある」と言って、(結核ではないだろうかなどと)恐れられてきたものです。熱があるのは、ふだんから免疫システムが活発に働いていること、つまり、からだのどこかに病原体がいることの証拠だからです(生理の高体温期をのぞく)。

高齢者にとって入浴(ことに長風呂)は、新型コロナ以上に危険だと心得ましょう。

【適正な食事を心がける】

抵抗力の観点からは、体重が肝腎です。

激やせタイプの方は体重を増やす、ビア樽型の方は体重を減らす。これを心掛けるだけで、新型コロナ対策になるはずです。

体重を増やしたり、減らしたりするには、食事の内容や量を変えるのが一番です。いろいろな食材をバランスよく摂《と》ることを心がけましょう。

【適度な運動・日光浴】

毎日からだを動かすことの重要性は、みんながわかっておられるでしょう。ただ、新型コロナにおびえていると、どうしても家に閉じこもりがちになって、運動不足になる。結果、からだが虚弱化する他、「コロナうつ」になりやすい、「ボケ」(認知症)が進むなど、精神にも悪影響を与えます。

新型コロナは、いくら感染力が高いと言っても、散歩程度で感染することはないので、日々、歩くことを心がけましょう。日光浴も兼ね、一石二鳥です。

【ストレスフリーな生活をする】

人との交流を控え、外出を自粛するなど、周囲の人たちとのつながりが断たれたストレスは、女性や若年者ほど大きいようです。ストレスが自殺増加につながっているという分析もあります。

公的に決められる対策や、あるいは社会の同調圧力をうけての対策は、各自の努力では如何《いかん》ともしがたい面があります。

しかしそれでも、ストレスを軽減する道はありえると思います。

この点、僕もできるだけストレスフリーな生活をと願っていますが、（自分の外来に来られる方々よりも）ストレスが少なそうだと感じています。

それには、本書に記したような知識があることが大きいでしょう。知るは力なり。新型コロナに関しても、知識が増えるごとに将来がよりよく見通せ、心が落ち着くことを実感しています。

総じて、感染対策として正確な知識を得ることには、ワクチン注射のような副作用がありません。本書が皆さまにとって、コロナ時代の「心理的なワクチン」となることを願っています。

［略歴］

近藤誠（こんどう・まこと）

1948年、東京都生まれ。医師。「近藤誠がん研究所」所長。73年、慶應義塾大学医学部卒業後、同医学部放射線科に入局。79〜80年、米国へ留学。83年から、同放射線科講師を務める。96年に刊行した『患者よ、がんと闘うな』（文藝春秋）で抗がん剤の副作用問題を初めて指摘し、医療の常識を変える。2012年、第60回菊池寛賞を受賞。13年、東京・渋谷に「近藤誠がん研究所・セカンドオピニオン外来」https://kondo-makoto.com/ を開設。14年、慶應義塾大学を定年退職。ミリオンセラーとなった『医者に殺されない47の心得』（アスコム）ほか、『もう、がんでは死なない』（マガジンハウス）、『最新 がん・部位別治療事典』（講談社）、『医者の大罪』（SB新書）、『ガンを忘れたら、「余命」が延びました！』（高橋三千綱氏との共著、ビジネス社）など著書多数。

本文イラスト：神林美生

新型コロナとワクチンのひみつ

2021年4月1日　　第1刷発行
2021年7月1日　　第8刷発行

著　者　近藤 誠
発行者　唐津 隆
発行所　株式会社ビジネス社
〒162-0805　東京都新宿区矢来町114番地 神楽坂高橋ビル5F
電話　03(5227)1602　FAX　03(5227)1603
http://www.business-sha.co.jp

〈装幀〉大谷昌稔
〈本文組版〉茂呂田剛（M&K）
〈印刷・製本〉中央精版印刷株式会社
〈営業担当〉山口健志
〈編集担当〉大森勇輝

ISBN978-4-8284-2269-5